诗香药韵

万里君行伴草花

刘纪青 著

全国百佳图书出版单位

中国中医药出版社

·北 京·

图书在版编目（CIP）数据

诗香药韵 : 万里君行伴草花 / 刘纪青著 . -- 北京 :
中国中医药出版社 , 2024. 12
ISBN 978-7-5132-9152-1

Ⅰ . I227

中国国家版本馆 CIP 数据核字第 2024HG9737 号

中国中医药出版社出版

北京经济技术开发区科创十三街 31 号院二区 8 号楼

邮政编码　100176

传真　010-64405721

鑫艺佳利（天津）印刷有限公司印刷

各地新华书店经销

开本 710×1000　1/16　印张 10　字数 134 千字

2024 年 12 月第 1 版　2024 年 12 月第 1 次印刷

书号　ISBN 978 - 7 - 5132 - 9152 - 1

定价　45.00 元

网址　www.cptcm.com

服 务 热 线　010-64405510

购 书 热 线　010-89535836

维 权 打 假　010-64405753

微信服务号　zgzyycbs

微商城网址　https://kdt.im/LIdUGr

官 方 微 博　http://e.weibo.com/cptcm

天猫旗舰店网址　https://zgzyycbs.tmall.com

如有印装质量问题请与本社出版部联系（010-64405510）

前 言

本人刘纪青，笔名"诗青"，出生于历史悠久、人杰地灵、英才辈出的河北省河间市。历史上河间府素有"京南第一府"之称，这里曾涌现出许多对我国文明史有着重要影响的人物，唐代大诗人刘长卿、金元医学家刘完素等都居住于此。我国第一部诗歌总集《诗经》，经过"诗经村"中老百姓的口口相传得以流传天下。

在家乡诗词氛围的熏陶下，再加上母亲的言传身教，我从小就对中华诗词有着浓厚的兴趣。

后来，在北京中医药大学中药学院读书期间，我经常在校刊上发表自己创作的作品，并多次获得各种奖项。

大学毕业后，我来到改革开放的前沿——深圳，被分配到深圳市中医院工作。在这片创新的热土上，我长期致力于中医药文化的宣传，在工作之余，陆续出版了《路边俯拾遍地香》《诗香本草：读诗歌识中药》等中医药诗集，以及《天使之歌》《本草歌》《方剂歌》《炮制歌》《五禽戏歌》《中医之歌》《艾草之恋》《中医汉字歌》等音像作品。

最近几年，我开始进行"中医药与诗词相结合"的研究，完成了"诗青诗译中医古籍丛书"之《诗香经典〈黄帝内经·素问〉》《诗香经典〈黄帝内经·灵枢〉》《诗香经典〈伤寒杂病论〉》《诗香经典〈难经〉〈神农本草经〉》，给晦涩难懂的中医药知识注入了诗词元素，既增加了美感，又方便了诵读。

《诗香药韵》是本人的又一部诗集，分为"诗香药韵""诗话本草""诗青采玉""诗在旅途""本草歌声""养生对联""人间词话"共七个部分。

第一部分"诗香药韵"收录了"诗青诗译中医古籍丛书"的封面诗、后勒口诗，以及王昌恩老师的"王序"，收录了我为著名画家程智慧老师的"中医药源流图"创作的诗词，还收录了本人为我院的院内制剂创作的诗词；第二部分"诗话本草"收录了我为《中振说本草》创作的诗词，还收录了我为中医药规范研究学会英文版《本草亮点》栏目创作的诗词；第三部分"诗青采玉"收录了本人多年来创作的与中医药有关的诗词，还收录了本人创作的二十四节气养生诗等；第四部分"诗在旅途"收录了本人在工作生活中创作的诗词；第五部分"本草歌声"收录了本人创作的中医药歌词；第六部分"养生对联"收录了本人为我院光明院区养生园创作的对联；第七部分"人间词话"收录了本人多年来在工作、生活中创作的其他不同题材的诗歌。本诗集中的中药内容不做用药及治疗参考。

由于本人水平有限，书中若有错误之处，还请各位贤达提出宝贵意见与建议，以便进一步完善。

感恩本书中提及姓名的各位良师益友，是你们激发了我的创作灵感。在此，本人表示衷心的感谢。特别感谢深圳市诗青文化有限公司对本书出版给予的大力支持！

刘纪青

2024 年 11 月 20 日于深圳

目　录

第二部分　诗话本草

一、诗言纲目

第三部分　诗青采玉

一、诗青夜语

二、诗青养生

第四部分　诗在旅途

诗香药韵

一、诗香经典

1

七绝·《素问》

岐黄论道有遗篇，择韵成诗谁作源。

欲觅天真行远路，闻香且坐与君言。

2

七律·《素问》

历代大家通内经，岐黄弟子必心铭。

中医传派始闻道，圣手穷神方效灵。

受病之源元有数，除魔乎法妙无形。

深攻《素问》乾坤朗，明本推宗臻泰宁。

3

七绝·《灵枢》

神灵枢要释为名，取穴九针方向明。

脉度循经行卫气，又闻年少诵书声。

4

七律·《灵枢》

托名黄帝制篇章，自有灵枢八极张。

从此中医成体系，所来理论溯渊长。

银针用法视神助，经络无形随伴当。

解结驱邪传世说，岂能数典祖先忘？

5

七绝·《伤寒杂病论》

方书鼻祖论伤寒，巨著千条阻疫前。

幸有叔和勤校对，六经分类得流传。

七律·《伤寒杂病论》

6

瘟疫流行医治难，哀鸿遍野暴骸寒。
六经辨证当无恙，一卷玄通奇可观。
博采众方丰自厚，勤求古训济民安。
光辉典籍世财富，救死扶危感善端。

七绝·《难经》

7

神医扁鹊早曾闻，传著《难经》秦越人。
及老才知年少事，与君原是久为邻。

七律·《难经》

8

首创三焦解本元，脏藏八会七冲门。
研精脉学治顽疾，晰理针工灸病根。
辨析妙微心地朗，内容简扼杏林魂。
万年法守破疑点，一代典章垂厚坤。

七绝·《神农本草经》

9

遍尝百草有神农，书毕经成九域同。
三品类分文简朴，七情五味蕴其中。

七律·《神农本草经》

10

承前启后粲成章，中药三分类列详。
防治岂能无本草，先河真自有阴阳。
一经问世奉为臬，千载迷津化剂量。
历代医家祈借鉴，七情和合共天长。

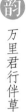

11　"诗青诗译中医古籍丛书"王序①

伟哉华夏，镶以岐黄，亘古未绝，惟我益彰。

中国文化，源远流长；博大精深，闲寂幽扬；

知行合一，表里阴阳，文明血脉，千年流淌。

文者圣说，化者育明。祖国医学，文化支撑；

尤重临床，论治辨证；儒释道哲，富含其中；

道德意识，实践行动。儒学归知，释道则行。

守正创新，精华传承；古文深奥，寓意难懂；

探赜索隐，必由路径。医药大家，诗人纪青；

踔厉奋发，勇毅前行；燃烛继晷，日夜兼程；

训诂释义，字句析清；诗香经典，浑然天成。

灵枢素问，黄帝内经；金匮伤寒，本经难经②。

先贤用意，词少译明；古语奇崛，朗朗圆融；

化繁为简，全新语境；洋洋洒洒，百万句成；

等身巨著，汗浸血凝。前无古人，后启晚生；

文苑示范，译域引领；思路开拓，形式新颖；

感慨感佩，感激感动。丛书四册，付梓丹青。

发掘提高，创新传承。寥寥数语，爰为序情！

---

① 王昌恩老师为"诗青诗译中医古籍丛书"作序。

② "灵枢"指《灵枢》，"素问"指《素问》，"黄帝内经"指《黄帝内经》，"金匮"指《金匮要略》，"伤寒"指《伤寒论》，"本经"指《神农本草经》，"难经"指《难经》。

二、诗画合一

1　巫医分离

巫从远古似为医，内外经来救庶黎。
希氏箴言犹在耳，济民何必论东西。

2　东西双圣

古都罗马尽纷争，盖氏术刀时有声。
东汉黎民多疫毙，伤寒汤液济苍生。

3　图藏万象

西洋有画越时空，万象图藏著亦丰。
东土子容书本草，喜逢盛世九州同。

4　救死扶伤

外科圣手起沉疴，麻沸五禽人济多。
救死扶伤行万里，隔空时异两相和。

5　西林东璧

千年本草正香浓，穿叶时来异域风。
远道西林携博物，初逢东璧即相融。

6　疟方予民

"新冠"又至忆青蒿，肘后黄花久未凋。
一握汁成人服尽，呦呦鸣处是云霄。

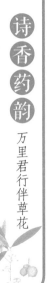

7

时珍采药

时珍采药入山中，小憩坡前书卷风。
远客行来忙探问，此花是否与相同。

8

大医精诚

终身不仕隐山林，大医常存济世心。
药圣悬丝能诊脉，晚年书著亦千金。

9

甲乙真经

家贫有志著颇丰，医典三书理亦通。
甲乙真经昭日月，后人从此具明瞳。

10

杏林春暖

先贤董奉与山邻，勤采良方济后人。
杏树千株频作证，心存暖意万家春。

11

幼科圣手

生于北宋著颇多，钱氏勤研立幼科。
六味地黄垂万古，点精雨露汇成河。

12

温热论典

勤研精进访名师，温病四家天下知。
卫气血营来辨证，一书成典世称奇。

13

水火相知

千言日颂幼丹溪，降火滋阴亦祖师。
不足有余成著述，一丸大补两相知。

14

医圣仲景

豪强并起动刀兵，百姓流离万里程。
东汉黎民多疫毙，伤寒汤液济苍生。

15

神医扁鹊

巫从远古似为医，内外经来救庶黎。
不治人群分六种，先防四诊露成溪。

16

仙翁有道

罗浮山峻水流长，素练空悬碧草香。
一握青蒿垂万古，仙翁有道备良方。

17

秘要经方

书成盛世溯唐前，秘要经方载六千。
若知其中藏寓意，人间绿水伴青山。

18

人间话酒

风吹野外日将息，正是人间话酒时。
醉卧仍须再斟满，举杯月下映花枝。

19

闻声入园

闻声步入此园中，鸟语花香趣意丰。
院内疗人因火暖，温言化雨沐春风。

20

幼科难医

幼科自古最难医，北宋贤才意满池。
裁化先方成六味，七分为饱正其时。

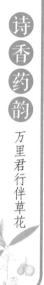

21

药圣云来

芭蕉叶绿向阳栽，伏案倾身久未开。
院内春风何处去，适逢药圣驾云来。

22

辨证论治

中原自古有纷争，辨证伤寒渡众生。
后辈勤研犹未倦，诗言又诵旧文声。

23

刮骨疗毒

樊城鏖战两军忙，大意关公受箭伤。
帐内华佗勤刮骨，棋间不语马为良。

24

万载神农

登高远眺野茫茫，万载神农百草尝。
阅尽千山寻圣药，风临杏树水流长。

25

上古天真

登高极目望云天，上古天真遇圣贤。
我欲乘风寻故理，且将数语作新篇。

26

三药三方

"新冠"庚子虐民狂，大爱仁医济世忙。
阅尽经书施妙手，自成三药又三方。

27

文明互鉴

郁金香馥贯东西，两位哲人共入题。
博物前来融本草，文明互鉴未拘泥。

28

百家争鸣

金元疫病广流行，过去成方述未清。
一众医家蜂拥起，引来百鸟各争鸣。

29

博极研精

生于北宋注伤寒，博极研精有洞天。
后世学勤依此理，经书数册永流传。

30

奇经八脉

书成纲目已无伦，又向奇经鞠瘦身。
八脉考祥增腧穴，濒湖陋室万年春。

31

《针灸大成》

一书十卷永流传，针灸初成歌赋篇。
下手常需循八法，求因审证亦承前。

三、诗药融合

1

生发膏

街头偶遇发飘飘，欲问趋前左右瞧。
通络祛风谁止痒，旁边院内路非遥。

2

疏肝消脂膏

胁胸胀痛气难消，清热疏肝成妙招。
栀子茵陈来助力，先行煮水再冲调。

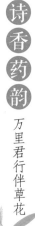

3　天麻公英膏

职场一入盼薪升，时见归人带月行。
脾健尤需肝肾补，天麻更要配公英①。

4　健脾消积膏

苞含欲放又迟疑，厌食常随积有时。
便意频来人腹痛，健脾开胃下陈皮。

5　益气固肾膏

膝腰酸软又心烦，体瘦耳鸣人失眠。
益气养阴需补肾，黄芪熟地②可延年。

6　消风抗敏膏

鼻腔若阻窍难通，咳嗽久长相类同。
补肺方能来益气，党参五味③又防风。

7　益肾健脾膏

骨筋痿软四肢凉，潮热颧红盗汗忙。
益肾健脾方法好，黄芪生地④记心房。

8　金屏防感膏

经常外感挺烦人，自有一方遏迩闻。
脾健之余来固表，桂枝甘草用时勤。

---

① 公英，即蒲公英。
② 熟地，即熟地黄。
③ 五味，即五味子。
④ 生地，即生地黄。

9　舒心安神膏

精神疲惫又虚烦，半夜醒来人未眠。
几粒珍珠寻入水，成膏龙骨用周全。

10　补气扶正膏

轻声细语是何因，气短懒言羞见人。
户外常行强体魄，黄芪膏毕用时频。

11　止咳利咽颗粒

时逢寒意正流行，大爱成方工艺精。
病入咽喉人有恙，色棕颗粒见真情。

12　小儿祛风止咳颗粒

天凉微恙谨防风，紫菀①为君助幼童。
咳止还需先润肺，再将温水入杯中。

13　加味川贝枇杷糖浆

寒侵年末众居家，飞雪遮颜未见花。
何物手中频作饮，岂非川贝②与枇杷③。

14　养颜膏

光阴荏苒至中年，黄色时来去又还。
移步趋前寻医者，当归熟地伴人眠。

---

① 紫菀，即紫菀。
② 川贝，即川贝母。
③ 枇杷，即枇杷叶。

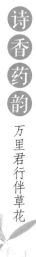

15

六膏康膏

一生本是乐逍遥，来往多人见六高。
诸药成方为利下，身轻服后已翔翱。

16

调经种子膏

如今国策劝生娃，凤体有心欺落花。
调理之时需补肾，一杯在手带回家。

17

固本膏

身无正气病粘人，少食多餐动腿频。
补益良方成妙药，祛邪固本旺精神。

18

温阳补肾膏

老人体弱肾阳虚，精少腰酸难似初。
熟地为君方已毕，举头一饮享年余。

19

扶正补血膏

恙身初复久徘徊，瘦体撑腰血少来。
多卧心宽常忆起，闲时每日服三杯。

20

滋阴养肝膏

身疲无力又何妨，食少难舒小便黄。
阆苑名方滋肾水，闻香且坐予君尝。

21

参黄止痒颗粒

盒中有粒色棕黄，清热消炎闻气香。
水浸先熏冲患处，须知莫用口来尝。

22　　　　　　　　**肾衰复颗粒**

头昏嗜睡亦人烦，乏力肤黄医就前。

益气养阴时活血，香甜颗粒水中悬。

23　　　　　　**护肾通风泰颗粒**

节肢肿胀口常干，误诊时闻易致残。

通络应先来护肾，秦艽杜仲用心安。

24　　　　　　　　**尿石清颗粒**

偶然腰痛要留神，劳累愈加见尿频。

诸药成方尝味苦，水来石去笑何人。

25　　　　　　　　**肾炎消颗粒**

头昏水肿究其因，益气黄芪勤助人。

服药多时来体检，交相赞誉与家邻。

26　　　　　　　**菊黄解毒颗粒**

皮肤瘙痒用时长，名药园中有菊黄。

浸后常来熏疾处，夜深入梦去柔乡。

27　　　　　　**小儿安神补脑颗粒**

小儿染恙莫推辞，难寐夜啼皆有之。

半夏南星①成颗粒，安神补脑恰相宜。

---

① 南星，即胆南星。

28

登高

登高百尺万重山，俯首闻香碧草还。
深院犹存阳向树，正身何惧语多闲。

29

月下

树高玉立耸云间，幽草逶迤绿水前。
辗转夜深难入梦，犹思月下有谁牵。

30

秋韵

秋韵催风黄叶飞，春来带雨雁回归。
人间处处不平事，月有盈时亦有辉。

31

风起

万里之行皆始足，千年争斗终埋土。
层楼天欲寻良材，风起一杯能伏虎。

32

归鸟

幻影匆匆月夜昏，灯红酒绿把金樽。
怜香枝顶栖归鸟，究竟何时虚闭门。

33

痴心

醇酒经年意有香，日高水远自情长。
繁花即使随秋尽，亦与痴心来斗狂。

34

春泥

秋爽雁飞天地间，怜香鸟语若人闲。
桃花依旧随流水，化作春泥护美颜。

35

倦容

鸟鸣时久绕妆台，帘动闻声香入腮。
窗外夜深飘骤雨，若非何事倦容来。

36

圆缺

南有春花北有雪，横成偶遇竖成别。
关前痛饮三杯无，日后相携共圆缺。

37

欲来人

昨宵听雨打林勤，今日开轩迎舍新。
遥望园中红落处，水声丞待欲来人。

38

雨露

春到人间香满屋，绕梁呢燕欲新乳。
峰高坡半云低时，雨露初垂闻乐谱。

39

水深

醇酒才知一滴香，水深方觉两堤长。
盘中淡饭闻鸡舞，闲品茗茶孙满堂。

40

行踪

人静鸟稀山远空，杏林春暖露香浓。
来年莫道花开晚，融雪声回见行踪。

41

月夜

秋叶常来易染痕，水边堤树露红尘。
夕阳莫道落山早，唇齿留香月夜新。

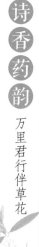

42　　　　　　　　雪后

天高云淡雁飞忙，林静山空叶落黄。
又是一年风再起，花开雪后日方长。

43　　　　　　　扑面风

斜去骄阳流水东，绿深一片映花红。
人间自有千般苦，犹惜今时扑面风。

44　　　　　　　　门下

雨疾风狂尽落英，泥中人走鸟飞惊。
登高犹有山泉水，门下能无一石清。

45　　　　　　　一粒香

月朗天高永久长，心明海阔任徜徉。
由来纷斗终为土，腹内常存一粒香。

46　　　　　　　　红尘

烟笼远树近清新，风袭无痕痛为真。
夜色滴珠花处落，今生谁与渡红尘。

47　　　　　　　　梦香

亭院深深三寸方，乾坤朗朗腹中藏。
日斜若有难言事，洗却凡尘入梦香。

48　　　　　　　　岸离

人到中年花似娇，来时未短去时遥。
乘舟浪里喜峰谷，岸离岂能不自消。

49

新人

幼童本是娇儿身，懵懂之时情最真。
日后终将成大树，院庭滴水润新人。

50

祥云

千里风霜足有花，暑天飘雪走天涯。
火星点滴何时灭，一片祥云飞入家。

51

窗开

严冬踏雪树先栽，春遇闻香暗处来。
莫道林深常误路，他门紧闭此窗开。

52

鸟啼

闲暇登高向远山，鸟啼流水半坡前。
隔烟波巨遥相望，环顾周围又觅船。

53

银装

素裹银装草已枯，春风化雨又花苏。
人间自古多伤痛，民庶芸芸谁特殊。

54

脉通

天高云淡鸟心空，野外风柔惊草虫。
人在溪前桥上立，曲江流水脉因通。

55

满头霜

径幽光影似云裳，溪水鸣蝉奏乐章。
最是无情池面月，夜深犹染满头霜。

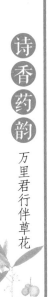

56　曲高

酒醇偏爱是鱼肥，阳落西边映翠微。
自古水深多寂静，曲高之处待人归。

57　叶黄

林暗鸟稀啼唤忙，山高路远倦容伤。
此时静待芳菲尽，终有秋风扫叶黄。

58　鹿鸣

登高望远又春风，乱石流溪花映红。
自古多言桃李下，谁人还忆鹿鸣功。

59　厚坤

花自清香树有荫，涌泉以报滴珠恩。
心宽方可容天地，身小亦能垂厚坤。

60　静心

十里烟波雨夜深，水中倒影亦听音。
天明或许放晴日，此刻莫言需静心。

61　青蓝

观景微言万里途，随风飘荡走江湖。
刀光剑影终啼血，日暮青蓝岂肯无。

62　暗箭

山深有壑客心凉，草碧无垠露似霜。
水击浪冲何足惧，袭人暗箭岂能防。

63

释意通

云喜高飞鸟喜空，鱼翔浅底水流东。

夜深举首千年月，今古谁能释意通。

64

空悬

千尺树高非日生，碧涛万顷瞬时成。

前川欲落犹疑缓，明月空悬流水声。

65

尘沙

白云生处两枝花，浅水林深半枇杷。

月下放歌须醉酒，风中跌落几尘沙。

66

溪流

身直时常怕影斜，月明偶尔伴圆缺。

山中烟雨遮千峰，唯有溪流未曾别。

67

古今

路远犹闻马足音，日迟彰显老臣心。

人生自问谁无痛，唯有热肠谈古今。

68

时逢

远观峰巅满树烟，海天相接万行船。

风平浪静终无雨，心火时逢烈日悬。

69

易伤

林暗鸟稀秋叶黄，水清风动恋人忙。

月圆花好今朝是，杂草深深情易伤。

第二部分

诗话本草

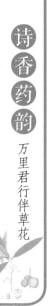
一、诗言纲目

1　书著万条

从容削瘦润其身，书著万条荆楚人。
王序百言成九鼎，一经纲目久弥新。

2　诗话本草

时逢夏日幼枝新，碧水和风恰悦人。
诗话成篇书本草，一经纲目是原因。

3　本草成歌

繁星灿烂似银河，纲目时珍著百科。
欲觅幽香寻去处，且听本草作成歌。

4　纲举目张

山深海阔任徜徉，采药终年分类忙。
一本经书容万物，目张纲举美名扬。

5　版本寻源

童颜鹤发世人求，礼智仁心祖本留。
数度重洋真亦假，金陵孤版是源头。

6　看图识药

烟波浩海尽珍珠，字里行间愉悦殊。
古有苏书来借鉴，贤人纲目是为图。

7 参考书籍

群书荟萃影婆娑，欲览隔烟难过河。
集注本经新证类，时珍纲目已成歌。

8 画像之谜

经年久远柏犹森，采药云归遍地寻。
历尽千辛闻觅处，时珍有像古曾今。

9 四气五味

人间万物向阳开，不问西东入近台。
无语草花皆有道，风清方觉暗香来。

10 中药复方

方中佐使与君臣，各建其功律可循。
古有经书千万种，今操小曲作诗频。

11 中药炮制

民间工艺永流传，白芍古遵飞上天。
字里音容今又忆，谁人未有少时年。

12 安全用药

曾经史载已成书，汉将关公遇箭毒。
药性有偏要辨明，服时谨慎律为束。

13 道地药材

寻芳踱步牡丹亭，道地初闻久负名。
万象包罗因水土，高低远近各成行。

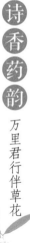

14　中药名称

神州辽阔物源丰，本草为名最见功。

色味春秋和产地，三言两语实难穷。

15　中药鉴定

杏林深处水常流，假做真时未止休。

纵使魔高翻巨浪，心中道尺亦寻求。

16　古今疾病

时珍足迹遍山河，笔下良方尽作歌。

岂是年长遮碧玉，别来无恙又因何。

17　黄金白银

石金入药古曾闻，大爱时珍五部分。

借气服来为助力，欲仙不老是浮云。

18　水滋万物

雹冰雨露雪冬霜，四海江湖背井乡。

妃贵清池勤沐浴，择邻亦在水云方。

19　火助元阳

食从远古便相邀，首载时珍忆更遥。

欲水兼容天与地，桑柴釜底火为桥。

20　土德四方

水金木火土中央，万物滋生柔却刚。

就地取材唯墨笔，砂锅打破草为霜。

21 温润如玉

人间有玉在山中，金镂一闻誉满风。
古墓朱砂逢异域，温良作药各为功。

22 砒霜蜜糖

尘间万物自阴阳，口出随时他易伤。
水浒金莲终武大，人言可畏似砒霜。

23 百味之王

经书始载五千年，百味之王任在肩。
菜品珍馐空此物，迟迟不肯上台前。

24 有名未用

时空久远木成林，本草由来说古今。
且把经书藏密室，留存后世道浮沉。

25 人参

云高地迥野茫茫，本草千年源远长。
邀月约星晨饮露，坐看天下又何妨。

26 三七

绯花一朵著枝头，与蝶共欢风韵悠。
正是人间伤痛处，粉身碎骨阻红流。

27 西洋参

山中草本在西洋，静水深流性却凉。
与海相隔遥万里，风帆两处正行航。

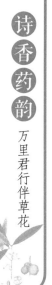

28

党参

水流万曲溯源根，阅尽群书作此文。
效近初闻分两地，原来贡品有疑云。

29

丹参

东瀛隔海望相连，遗爱留香药作缘。
一味丹参同四物，两三星火待流传。

30

甘草

多株草药采云天，数味成方共水边。
釜内若无寻国老，安能随意放君前。

31

黄芪

（一）

早知补气性为温，始闻红黄两地分。
日夜兼程终百里，山中自有毅行君。

（二）

常闻直立半人高，宽叶黄花枝具毛。
林下坡前寻左右，补中只凭几分毫。

32

桔梗

园中有树向阳来，独木林花紫白开。
始见家人蒸釜底，又闻邻域上餐台。

33

肉苁蓉

荒原古道肉苁蓉，曾助天骄气势虹。
种似尘埃寻寄主，卅年苦恋雪消融。

34

天麻

身为名药竟无根，首疾成方远近闻。
千古徐公施大爱，汉中五米立碑文。

35

白术与苍术

弟兄联袂起沉疴，共济同舟将相和。
经典名方时引用，陶公隐意又为何。

36

淫羊藿

西川北部有淫羊，百合时闻久未央。
柳语诗言成典故，阅文又忆二仙汤。

37

紫草

"新冠"时刻久居宅，厨入方知趣又来。
欲食佳肴施妙手，先将紫草放前台。

38

黄连

峨眉山上白云间，采药依稀在旧年。
若有良材兼苦口，谁人不晓是黄连。

39

黄芩

（一）

曾经体弱幼时珍，其父寻方救药神。
鸣鹿呦呦芩在野，采花亟待后来人。

（二）

坡前常遇厚茎肥，紫色唇花纸叶随。
曾救时珍成美誉，出身寒苦亦多为。

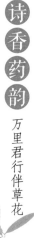

40

柴胡

古方千载小柴胡，和解疏肝效果殊。
欲服则需先辨证，若非时有又时无。

41

羌活与独活

护羌使者伴人行，疫毒时来掷有声。
上下风寒能解表，一生九死是何名。

42

贝母

神农始载品为中，踏遍川疆觅影踪。
地广云飞何处是，暂分两组忆师容。

43

细辛

生来根细味为辛，入药全株易误人。
定是田间相见少，经书古法不遵循。

44

冬虫夏草

云游远处恍如天，夏草高居化作仙。
万载神农寻妙药，难敌志异有诗篇。

45

当归

尊为天使久弥香，最念秦山日月长。
年幼学成行万里，归时熟地是良乡。

46

川芎

都江堰下久闻香，遍览青城遇药王。
幼食川芎兼钓饵，常为蝶片入成方。

47

牡丹

与王初遇洛阳城，百态千姿色味明。
遍赏群芳寻圣药，铜陵明日是行程。

48

芍药

生来为相与王邻，岭上花开次第新。
欲下扬州寻四月，经方入药用时频。

49

广藿香

羊城高处石成牌，广藿香浓此地栽。
远道长沙曾助战，百年依旧向阳来。

50

玫瑰、月季和蔷薇

蔷薇原是倚墙行，自古玫瑰爱意丰。
院内花香时惹蝶，始闻月季释兵戎。

51

郁金香

诗仙饮酒客他乡，醉后郁金才觉香。
莫道隔山行路远，荷兰一梦醒时长。

52

天山雪莲

天山有雪傲花开，疑似仙人到此栽。
定是云烟遮望眼，若非谁会入中来。

53

蕲艾

身高八尺出蕲春，叶厚香浓远近邻。
妇女家中常坐客，不辞辛苦艾时真。

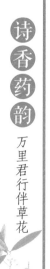

54　大蓟、小蓟和洋蓟

京城烟树景悠悠，脚下曾经是蓟州。

年少田间寻野菜，归时旧地可重游。

55　地黄

毛绒暗紫早春花，六味延方各自华。

怀庆初来何处去，红墙间隙是天涯。

56　天冬与麦冬

天冬酿酒是初闻，醉后东坡诗作文。

早见同门形似麦，相须配伍用时勤。

57　决明子与石决明

乐天诗咏久闻名，虚捻为方草决明。

海味水飞成细末，文中叶老饮茶清。

58　车前草

田间常见窜花葶，莲座居中叶勺形。

曾助文豪成典故，千年已载入《诗经》。

59　青黛

闻香移步久徘徊，诸树为蓝次第开。

粉黛妆成帘卷处，回眸疑似贵妃来。

60　麻黄

麻黄自古汗时求，享誉千年万户讴。

佐使君臣容四味，东西两地任遨游。

61　七叶一枝花

（一）

身居闹市得闲暇，唤友登高逢此花。
史海遨游陈旧事，良春遇药惠千家。

（二）

隐居湿地远山人，师友相携客访频。
巷陌蛇王施圣手，恰逢甘露遇良春。

62　大黄

身为本草作将军，遍访尘间遇阻人。
莫道天涯成远处，冰川旷野又逢君。

63　半夏与天南星

幽深古刹夜钟声，日寇袭来哑幼僧。
五月开花生半夏，山中采药遇亲朋。

64　洋金花

传闻酿酒饮人狂，信半时珍亲口尝。
才助关公疗疾愈，转身又入戒烟方。

65　白芷

伞花岸芷向阳开，递送幽香随夜来。
自古佳人趋若鹜，水流月下映妆台。

66　覆盆子

鲜时入口味为酸，五子临方作药丸。
幼服夜深盆可覆，诸莓有果聚成团。

67　　　　　　　　葛根

此文故事实为多，入药饮汤诗作歌。
最喜葛花能解酒，先来四两赏清波。

68　　　　　　　　何首乌

山高水远望朦胧，赤白时无却有中。
纵有模人成鬼斧，安能以此辨雌雄。

69　　　　　　银花① 与连翘

早年入粤遇凉茶，街馆香闻四月花。
仰首一杯人饮尽，原来此地是天涯。

70　　　　　　　　菖蒲②

又逢端午忆经年，与艾相随汩水前。
墨客文房增雅意，芳香辟秽亦为先。

71　　　　　　　　石斛

未经落地亦芳襟，峭壁应知此物心。
曾入豪门时宴客，邻家小院至如今。

72　　　　　　芝麻与亚麻

芝麻粒小黑且白，日渐节花茎上开。
才道香浓西域远，又闻兄弟画中来。

---

① 银花，即金银花。
② 菖蒲，即石菖蒲。

73

麦子

北方自古面为食，年幼穷因未得知。

粤地初来常荐客，盘中难见正餐时。

74

麦类

餐台日渐景常新，五谷杂粮时作邻。

睹物何须寻麦地，屏前亦是有心人。

75

稻米

（一）

南方有稻水云间，五谷排名最靠前。

入药食为兼辅料，相逢总在口唇边。

（二）

江南有稻味甘温，偶尔相逢日日闻。

踏水寻香知故里，餐台之上见时频。

76

高粱与玉米

童时记忆最为珍，玉米高粱月影新。

耳畔又闻沙作响，循声欲问少年人。

77

粥

苦搜奇句实难求，喜见佳人到此游。

五谷杂粮随处是，寻方共煮亦珍馐。

78

番薯与马铃薯

幼年耕作在田头，阅尽方知源美洲。

莫怪时珍无记载，行间字里述原由。

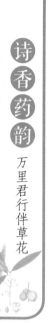

79

豆腐

嵩山脚下载其名，汉代犹闻打虎声。
豆类磨浆成贵品，不辞辛苦伴君行。

80

蒸饼与馒头

餐台有物最为痴，孟获七擒闻此时。
阅毕图文询武大，吹名遗误可曾知。

81

糖

旁征博引话饴糖，万户千家供灶王。
百里蔗田云桂处，伤寒仲景有成方。

82

酱

餐前时有却常无，面豆为媒意味殊。
若是盘中寻不见，文思难涌亦濒湖。

83

醋

餐前佐料久闻名，今日方知醉后行。
本是疗人称圣药，何时又遇妾郎情。

84

酒

兰亭月下众挥毫，煮酒青梅论备操。
醉后白诗随口吐，杯中无物岂称豪。

85

神曲

居高水落彩云飞，腐朽神奇曲作媒。
范志忧天成妙品，时闻曼乐又迂回。

86
萝卜

食冬自古出厨房，莱菔种名成药方。

纲目区分红与白，初闻雅俗共为床。

87
白菜

北方冬日最闻名，满载驱车伴雪行。

常驻餐台成美味，为何白石意难平。

88
大、小茴香

居家无事入厨房，信手拈来几粒尝。

久在其中难觉味，餐时酌酒始闻香。

89
咸菜

岂因疗效是为鲜，文阅京城忆酱园。

常在街头勤惠众，入云即日供人言。

90
百合

清香淡雅品为佳，独立风中思未涯。

阅尽图文难入梦，送君一朵百年花。

91
灵芝

屏前论道话灵芝，近看为云远却疑。

日月精华祥瑞草，白娘欲盗久长时。

92
桃

其华灼灼醉诗家，人面映红何处涯。

总闻桃花随水去，溪边不见日西斜。

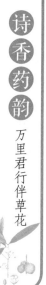

93

杏

芬芳桃李颂师恩，杏赞医家情亦真。
欲晓釜中甘与苦，街头应问岭南人。

94

梅

四君子里占花魁，寒岁依然惹客来。
汉代曹军人尽望，枝头可是岭南梅。

95

柿子

一年一度又轮秋，七绝初闻溯本由。
红柿居高行远处，岂容虾蟹与同游。

96

枣

皮光肉厚色为红，北部居家旱地丰。
兄弟仁心挥汗去，洞房烛夜伴郎中。

97

梨与苹果

唐宗好戏种梨园，道士献方成美言。
苹果扬名多典故，东西食药亦同源。

98

柑橘

濒临橘井闻泉香，晏语误人时远长。
异域柠檬成水手，陈皮入药久为良。

99

银杏

枝繁伟岸叶秋黄，白果初成入妙方。
路遇京城潭柘寺，时闻耳语话沧桑。

100 山楂

节间巷陌串深红，欲滴冰糖惑幼童。
万户门前皆照日，儿时久远似初逢。

101 枇杷

东坡卢橘误枇杷，本草时珍详考查。
果肉区分红与白，入方老叶效堪嘉。

102 槟榔

树高千尺采槟榔，茗点相随待客尝。
旧日传经登宝岛，至今犹悔齿留香。

103 无花果与罗汉果

天堂有果若无花，叶蔽亚当遮夏娃。
采药归来忆罗汉，南方暑日做凉茶。

104 石榴

来源西域古时通，种白晶皮颗粒红。
朱氏金元传旧事，贵妃栽树在临潼。

105 花椒

皇妃受宠入椒房，屈子诗言作酒浆。
川菜辣麻吾挚爱，怀春少女赠情郎。

106 胡椒

胡椒粒小类球圆，海上香随驶万船。
浪涌风高寻大陆，抬头望处水如烟。

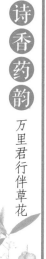

107

西瓜

观名西域是为源，夏日食来祛暑烦。

做馅翠衣施巧计，霜成入药口难言。

108

猕猴桃

梨形桃色喜猕猴，风入雅安细雨稠。

远走他乡成异果，围墙内外水长流。

109

吴茱萸

重阳节日又登高，遍地行人近却遥。

且取茱萸香伴客，临风把酒影随摇。

110

诃子

重游天路倚车窗，撰稿行文藏药王。

医典成峰唯四部，唐朝公主史流芳。

111

茯苓

松根有恙始为苓，欲辨云山踏草青。

入药区分通五部，贤才论道世人听。

112

茶

幼年远道是天涯，偶遇行人坐品茶。

日久方知微醉处，无时本草不飞花。

113

草药茶

遍尝百草有神农，日遇毒多茶建功。

古道云南能换马，今时不再问西东。

114　　　　　　　槐

幼时树下避荫凉，日暮风临月夜香。
涉水归来时带雪，槐花落处是家乡。

115　　　　　　　竹

心存寒意幼时成，欲上云天节外行。
草木难分常入住，花开一次已留名。

116　　　　　　辛夷

鼻家圣品出南召，僧悔曾迷花此娇。
古墓堆前频作证，京城有树是双乔。

117　　　　　　丁香

形如短棒香为名，遇水方知直立停。
文武百官含在口，若非不得入朝廷。

118　　　　　　乳香

刺多树矮不张扬，异域遐来泌乳香。
中外图经皆涉猎，甘为古道作桥梁。

119　　　　　　沉香

端居三界品行良，南国频来入港香。
为药皆知能止痛，谁闻病木受虫伤。

120　　　　　　檀香

时珍善木美其名，宿主常寻半寄生。
万福阁中藏圣树，温开急救入丸行。

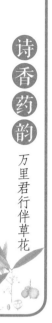

121

黄柏

本经始载另为名，万卷书黄防蛀生。

清火三焦常下走，总携知母影随行。

122

杜仲

孤身行久世称奇，叶果皮间尽有丝。

蜀地家林传妙术，安胎补肾正当时。

123

松

长于百木字从公，松果子无迷幼童。

脂化千年成琥珀，香随琴瑟奏和风。

124

杉

伞形扁叶立云霄，曾入家门易锦猫。

邻岛初闻多疾患，百思此事觉蹊跷。

125

降香

海南红木最优良，为药用心称降香。

只是濒危需护佑，此时不得入名方。

126

栀子

岭南六月好年华，随见街头栀子花。

汨水江流恒久远，岳阳楼上望无涯。

127

皂角

身披铠甲硬枝条，入药洗清皆傲骄。

更有弟兄无患子，古方探秘两相邀。

128

冰片

晶莹剔透且清凉，万顷幽林数粒藏。

疑是夜深无觅处，水流月下又闻香。

129

厚朴

大师东渡宝为珍，异域山川水作邻。

厚朴花前寻故地，千秋月下镜中人。

130

桑与蚕

行云流水入桑田，无叶家中忆少年。

闲织东西丝作路，《诗经》《孟子》亦成篇。

131

青布衫

时珍服器独成篇，后见友朋讥笑传。

防病以衣生智慧，一株本草与相连。

132

服帛器物与医药

典成纲目宝中藏，器物为篇话纸张。

信手拈来皆本草，钟馗入药又何妨。

133

全蝎、蜈蚣和壁虎

祛除顽疾见真功，百足蝎添加守宫。

身毒何妨成妙药，梨园本草又相融。

134

蜚蠊

岭南夏日见平常，洗手池边遇躲藏。

粤地初来曾未识，时而笑问是何螂。

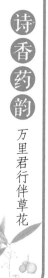

135

蟾

招财有物吐金钱，曾至天宫蚀月残。
取汁防严侵入目，如今犹忆六神丸。

136

蝉

阅文又忆夏蝉鸣，猴似爬高树上行。
年幼不知窗外事，当初味美未留情。

137

蜜

生来即在众花前，国老蜜成同比肩。
仲景名方遗万古，蜂王寿命是三年。

138

龙涎香

久闻今日睹芳容，药圣时珍误作龙。
月下沙滩常漫步，寻香远处觅行踪。

139

蕲蛇

闻蛇惊恐忆童人，柳著名篇作课文。
身毒效良成大药，至今犹记有方纹。

140

河豚

春江水暖欲河豚，浪里飞花偶尔闻。
故后肥躯常伴酒，更需向海作诗文。

141

珍珠

月明有泪话珍珠，饰品医人效两殊。
与璧相连犹在耳，今朝又道目时乎。

142 甲骨文与中医药

友朋捐赠寓情真，教授初闻甲骨文。
伉俪勤精依郑老，此时上下不区分。

143 牡蛎

浑圆肉嫩价微高，亦有雌雄亦唤蚝。
偶入豪门时宴客，洛阳桥下固基牢。

144 阿胶

黔驴载入始阿胶，与水相溶价更高。
卸磨身疲休片刻，不为账本记功劳。

145 麝香

天生胆怯见人藏，起跳能翻两米墙。
数粒凉开医海若，行文入墨亦留香。

146 鹿茸

呦呦鸣鹿出《诗经》，羊尾马身观速行。
健骨强筋知者众，何时斑点色鲜明。

147 核桃与栗子

阅文漫步又闻香，偶遇街头干果王。
始识核桃行外域，《诗经》有栗载时长。

148 辣椒

起源北美色鲜红，如火身长秃笔同。
一统香山归半壁，辣椒典故实难穷。

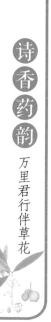

149

燕窝

崇山峻岭望云霞，域外居高燕作家。
异物熏来成贵品，贤人明辨走天涯。

150

鲜药

神农本草百千尝，鲜药为君生者良。
历代方家频验证，恩师墨宝秀于墙。

151

牛

春回冬去水长流，万树花开喜迎牛。
旧日屏前多绿色，来年红火亦常求。

152

木棉

春天飞雪望无涯，落地随风亦做茶。
原是高低分草木，英雄常驻且为家。

153

牛年话牛蒡

新春正是话牛时，字里行间遇宋词。
阅尽图文寻野草，茶来月下且为诗。

154

薏米

田间薏米与人高，柔软临风细柳腰。
入药食为常醉客，源于远古用时遥。

155

豆类

早知豆类品居多，耳畔江风又作歌。
七步成诗燃在釜，春来南国意为何。

156　杜鹃

先贤杜宇鸟悲风，望帝啼鹃泣血红。
蜀地方公名万载，英伦乔治寓腾冲。

157　香椿与臭椿

早知香臭易区分，谁岁八千明此文。
树菜随人常返港，樱花三月有疑云。

158　漆

登山遇树见刀痕，白乳细流金进门。
熏漆新郎来捣蟹，时而入画摄人魂。

159　马钱子

云高采药去登山，曲径通幽遇马钱。
医友惊魂今又忆，南唐后主有遗篇。

160　番红花

身居三界自芳菲，远客云来映翠薇。
欲采红花千万朵，抽丝几缕待人归。

161　海狗肾

去年闲暇赴南极，意外揭开未解谜。
百万珍稀随目来，商人重利又为题。

162　　　　　　　　火麻仁

大麻①自古有雌雄，入药食衣俱建功。
本是同根遥万里，欲分善恶问西东。

163　　　　　　　　　油

阅文观画又闻香，凿壁书生忆窃光。
紫草为膏油必备，应知巴豆做成霜。

二、诗行海外

1　　　　　　　　皱皮木瓜

蔷薇落叶是红花，活络祛风镇痛夸。
君若琼琚携手换，李桃以报与秋瓜。

2　　　　　　　　番木瓜

番名叶阔茎为端，乔木黄花人喜欢。
本是祛风时利水，因何总在远云观。

3　　　　　　　　山茱萸

山深乔灌树临风，核果如浆见色红。
散落人间何所苦，时观汗水与君同。

---

① 中药火麻仁来源于桑科植物大麻。

4

吴茱萸

小乔灌木嫩枝红，蒴果五棱君若逢。
漫步林间鸣翠鸟，寒时未语暖香风。

5

地黄

根于沃土紫花身，守望田园朴亦真。
莫待寒来才冷静，雨风未改幼时纯。

6

洋地黄

生于外域紫花身，涉水跋山仍韵存。
问遍千人无作答，为何有毒健心魂。

7

玫瑰

出生即作爱相随，香抱枝头去又回。
若是丛中花有刺，寒冬未退待春雷。

8

月季

一年几度向阳开，应是邻家暖送来。
月下残香常伴客，旁花落尽始登台。

9

牡丹

园中漫步费思量，何必花前论短长。
圆缺月常栖玉兔，来时国色自天香。

10

芍药

清晨早起巧梳妆，院树烟笼国色旁。
本是家珍香四溢，今人何故论圆方。

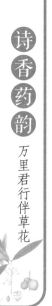

11

水菖蒲

瘟神肆虐久时长，本草书中觅圣方。

采药归来宣内外，青青两把煮闻香。

12

石菖蒲

山中有水洗清石，此物琼花三两枝。

野外林深千万树，谁能稍解世人痴。

13

沉香

身高千仞气轩昂，万里行舟入港香。

纹理通幽寻庙宇，珍稀不比痛时忙。

14

檀香

黄金之树用心材，日日闻香异域来。

庙宇楼间常遇见，痛时仍要再登台。

15

过路黄

报春花里性为凉，茎弱平铺半米长。

涧水穿岩行遇阻，岂能袖手立河旁。

16

广金钱草

豆科植物岭南生，灌木身坚立草坪。

若是穿岩逢野外，水流敢向远山行。

17

半边莲

时观草本在田间，茎弱花红半似莲。

曲径闻香将日暮，难寻恶物上人前。

18

半枝莲

总闻草本半枝莲，茎直花冠色紫妍。
偶在邻家祛病痛，时时相见在窗前。

19

青葙

身高三尺说青葙，花白先红淡似妆。
总有浮云遮望眼，心中一粒伴时光。

20

鸡冠花

身高半米火红花，昂立非禽似晚霞。
常见五更来报晓，心随永爱去天涯。

21

虞美人

娇柔多彩色宜人，次第花开总是春。
古有悲歌为寓意，雕栏玉砌月中尘。

22

玉兰

风中独立玉兰花，朵朵云开枝作涯。
岁岁皆来春望去，知恩图报痛时夸。

23

白兰

白兰花朵最怡人，秋夏皆来两度春。
叶下幽香颜似雪，心中有爱是为真。

24

土茯苓

攀援灌木身光滑，叶底常生绿白花。
若是人间无苦痛，山坡荒地怎为家。

25

菝葜

攀援灌木刺疏生，卵叶伞花随意行。

若是疾存频作饮，时闻近处水流声。

26

黄芪

初临粤地遇黄芪，似客相逢近却疑。

年幼常闻居北部，方中时见落花时。

27

南芪 ①

初临粤地夏时长，漫步街头闻酒香。

过客频来勤探问，南芪釜里可成汤。

28

荸荠

早知草本岸边生，枣色为寒天作成。

内白清纯才入口，又闻月下水流声。

29

慈菇 ②

常闻草本花为白，箭叶常闻水里来。

历尽千山谁觉苦，心存热血莫徘徊。

30

红花

红花柔软未曾凋，独立风中分外娇。

不与邻争香作罢，只为故里人逍遥。

---

① 南芪，即五指毛桃。

② 慈菇，即山慈菇。

31

番红花

时观草本番红花，涉水侬香苦作涯。
百载深闺犹是客，亭亭玉立贵邻家。

32

柚

树高名柚产东边，厚叶临风心志坚。
巨果食香常醉后，又闻月下共团圆。

33

化州柚

岭南长住越人头，厚叶闻香来化州。
莫道味酸难再食，常言天价是何由。

34

玉竹

强茎有节此由名，绿白黄花叶互生。
药食同源庭院赏，山坡林下亦丰盈。

35

黄精

节膨条叶悦仙家，常见攀缘素伞花。
九晒九蒸成大药，入方服久众人夸。

36

白芷

伞花为素美名扬，与蕙交融共远长。
墨客文人常落笔，谁人又晓痛时忙。

37

杭白芷

风中独立自芬芳，卵叶素花根近方。
若有眉间棱骨痛，谁人不是忆苏杭。

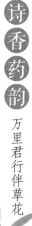

38

越南槐

黄花革叶向阳开，茎细根强唤作槐。

欲觅南寻高望处，又闻已入咽中来。

39

蝙蝠葛

直根茎细是为葛，纸叶心形或近膜。

黄绿花来北部逢，痛时岂可束高阁。

40

南沙参

早知典载出南方，齿叶蓝花为药良。

时见身轻投入水，肺清咳止用平常。

41

北沙参

来于沿海用时勤，羽叶素花披幼身。

后载经书君莫怪，只为益胃又生津。

42

肉桂

辣甜皮厚用时长，常配佳肴作料香。

琴抚西施梧叶落，疾来非是补元阳。

43

阴香

伞冠态美气轩昂，革叶长圆暗亦光。

止泻祛风医骨痛，常同桂树共为香。

44

苍术

山坡草地见林中，茎立叶坚常建功。

近看枝头花色素，入方岂止是祛风。

45

白术

常观草本未齐腰，纸叶滑茎无寂寥。
常见彤花头上戴，郎中落笔胃逍遥。

46

独行菜

直茎草本或斜生，匙叶微花未显明。
巷陌田间时遇见，谁人独谓唤其名。

47

播娘蒿

直茎草本未齐腰，四月黄花果似条。
若是坡前时偶遇，问君可否与相邀。

48

岩青兰

时闻草本向斜茎，卵叶柔毛俱对生。
蓝紫唇花藏顺意，清香一缕伴人行。

49

菘蓝

相逢北国在田间，怕涝喜温又耐寒。
若是家中无此物，时闻热血起波澜。

50

马蓝

闻香移步得时闲，南国初逢绿水前。
欲访躬身忙探问，原来相识已多年。

51

桃

彤花细叶尽妖娆，多少文人画笔描。
幼读《诗经》华灼灼，频频与李两相邀。

52　　　　　　　杏

琼花宽叶总怡人，济世悬壶救庶民。
苑圃婆娑迷小果，不知野外已逢春。

53　　　　　　槲蕨

本来弱小又横生，纸叶常闻抱树行。
骨碎之时寻好药，谁人知晓是何名。

54　　　　　　崖姜①

生来为蕨署名崖，伟岸人疑有误差。
树木石砂常缠绕，强筋壮骨效尤佳。

55　　　　　　商陆

直茎肉质或为红，纸叶素花寻院中。
不见平常来入药，时观月下水流通。

56　　　　　　垂序商陆

来源北美与人高，略紫茎匍立傲娇。
花素微红垂下果，毒身若见去时遥。

57　　　　　　枣

树高十米忆攀爬，卵叶曲枝黄绿花。
果脆甜红常入口，如今诗作在天涯。

---

① 崖姜，即骨碎补。

58 　　　　　　　酸枣

曲枝紫褐绿花黄，微果味酸初口尝。
数粒仁心催入睡，采风原是在家乡。

59 　　　　　　　荔枝

岭南初遇在坡旁，爽脆晶莹众果王。
苏轼诗成三百啖，笑妃一骑又尘扬。

60 　　　　　　　龙眼

闽南佳果近球圆，资益为良纲目篇。
开胃安神能养血，食之爽口助人眠。

61 　　　　　　　北柴胡

古方千载小柴胡，和解疏肝效果殊。
欲服则需先辨证，若非时有又时无。

62 　　　　　　　银柴胡

根如鼠尾尺余长，柔软色微其味香。
枝顶素花成五瓣，阴虚发热用时忙。

63 　　　　　　　蓟

林缘草地遇坡旁，茎直具棱绒见长。
一朵红花头上戴，外伤止血此为良。

64 　　　　　　　刺儿菜

幼时耕地在田间，常遇彤花露笑妍。
欲取方知头有刺，祛瘀止血食新鲜。

第三部分

诗青采玉

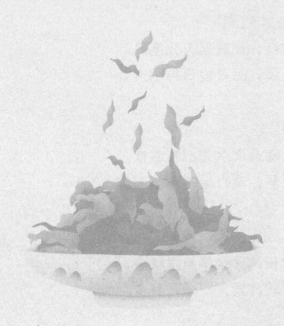

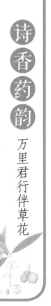

一、诗青夜语

1

诗青夜语

平民百姓一书生，年幼孤身入特城。
若问文中言语事，诗青不答踩云轻。

2

诗言古籍

春回夏至雨微凉，宾客纷来盈袖香。
书毕典成轻若重，诗言古籍日方长。

3

读经岁月

读经岁月易蹉跎，典籍吟诗收益多。
文简词精皆妙句，韵凭无曲亦成歌。

4

壶天湖

一湖水草伴潮红，树映壶天几度风。
临岸并肩存此照，另寻他日再相逢。

5

远志当归

白云有意落余晖，流水无心映翠微。
暂借长风行万里，高存远志亦当归。

6

良乡

离京年幼去时长，又忆琴声垂柳旁。
经典成诗千百转，壶天一遇是良乡。

7

举杯邀月

一经书毕即成山，拈页闻香墨未干。

文阅随君行万里，举杯邀月共言欢。

8

百花园

四经成典亦为源，道理精深数万言。

陋室蜗居诗五载，闻香漫步百花园。

创作背景：我回到母校北京中医药大学良乡校区，在壶天湖畔举办"诗香经典"专题讲座，完成《读经岁月》《壶天湖》《远志当归》《良乡》《举杯邀月》《百花园》诗六首。

9

潜心隐物

潜心隐物著鸿篇，泽惠后人千万年。

今日时珍应含笑，久长文脉又相连。

10

词清文简

又逢盛典遇蕲春，贤聚临湖景色新。

香墨未干观大作，词清文简有何人。

创作背景：为感谢蕲春县李时珍纪念馆收藏本人的"诗青诗译中医古籍丛书"，完成《潜心隐物》《词清文简》诗两首。

11

星光

羊城日暮入初冬，阔论高谈语未穷。

莫道明朝花放早，星光夜露此时红。

创作背景：衷心感谢原北京中医药大学党委书记谷晓红老师为"诗青诗译中医古籍丛书"作序。

12　精华

云飞远处即天涯，万里君行伴草花。

寻遍空山终不遇，归时满载夜精华。

13　流芳

一湾涛碧韵悠长，常作明珠通四方。

纲目意新行万里，狮山有伴共流芳。

14　诗花万朵

一河之隔总相闻，时尔观屏阅美文。

耳畔水流频作响，诗花万朵是为君。

15　本草之歌

本经纲目济民多，功在千秋当一歌。

更有中振勤引领，漫天星点散银河。

16　中振说本草

鸿篇纲目品尤多，灿若繁星阅奈何。

欲闻幽香寻觅处，且听中振本草说。

创作背景：为庆祝《中振话纲目》出版，完成《精华》
《流芳》《诗花万朵》《本草之歌》《中振说本草》诗五首。

17　涓涓细水

窗含嫩蕊喜眉梢，飞雁衔枝共作桥。

从此诗坛多胜景，涓涓细水亦成潮。

18　秋日

恰逢秋日赴京西，雨打鹏城花落时。

诗界杏坛终聚首，方家挽袖赋新词。

创作背景：作《涓涓细水》《秋日》诗二首，祝贺首届中华诗词学会医药界诗词工作委员会在北京成立！

19　其中

端午时节艾如风，汨水长流岸影重。

三部经书齐论道，千寻舟楫在其中。

创作背景：端午时节，观看赵中振老师与张其成老师对话视频有感。

20　静水

银河灿烂满天星，杏树丛深静水行。

口吐莲花成百草，持杆犹有羡鱼情。

创作背景：观看赵中振老师和徐文兵老师对话视频有感。

21　本草丹青

巧施妙手绘丹青，本草名方画有形。

从此杏林多写意，壶公一派悦心宁。

创作背景：观刘景增老师本草写意画有感。

22　南阳

夜深落地至南阳，转瞬身轻遇艾香。

一握草青随月尽，来年沃土又芬芳。

创作背景：作《南阳》诗一首，庆祝中国健康管理协会艾灸健康产业分会在河南南阳成立。

23

征程

龙年未至已春生，文化举旗方向明。

药企需求勤把握，延伸产业踏征程。

24

岭南医药

星光灿烂耀鹏城，文化初来再启程。

擘画宏图书伟业，岭南医药待深耕。

25

岭南一脉

和风细雨落花城，粤港京师话友情。

檐下闻香通四海，岭南一脉正前行。

创作背景：作《征程》《岭南医药》《岭南一脉》诗三首，庆祝首届广东省中药协会中医药文化专业委员会成立大会在广州召开。

26

京门同脉

紫荆花艳赛从前，善舞香江犹少年。

一遇桥头融两地，京门同脉永相连。

创作背景：参加北京中医药大学香港校友会换届选举大会有感。

27

诗香暨大

初来粤地是羊城，流水珠江伴月明。

年少无知墙内事，诗香暨大久闻名。

28

百年讲堂

时长未见总闻声，巨著唯君转瞬成。

本草千言藏故事，百年暨大讲堂明。

创作背景：作《诗香暨大》《百年讲堂》诗两首，感谢暨南大学图书馆收藏"诗青诗译中医古籍丛书"。

29

陆羽茶室

藏丰色古史悠长，阅尽千帆久亦香。

雅聚贤才通四海，中西融汇美名扬。

创作背景：为香港陆羽茶室成立90周年庆典配诗。

30

仁心

青山垂泪鸟无音，路上行人满杏林。

有道先生乘鹤去，涛声段锦伴仁心。

创作背景：惊闻国医大师邓铁涛先生仙逝。

31

无药

年高不惧亦攀登，春暖杏林喧语声。

世事勤研多叩问，人间无药养方生。

创作背景：学习国医大师金世元先生的"无药养生法"有感。

32

千寻

书山有径时时关，学海无涯处处烟。

林深稍寒怨啼鸟，千寻本草与香还。

创作背景：《诗香本草：读诗歌识中药》封面诗。

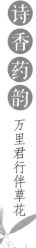

33

初逢

年关日暖遇龙城，北国常闻几度名。

恳请诗香为作序，初逢仰止慰平生。

34

名医

风清气正喜时多，思政名医融两和。

若是勤研兼大爱，口唇随吐汇成河。

创作背景：作《初逢》《名医》诗两首，给为《诗香本草：读诗歌识中药》作序的张冰老师。

35

细雨阁

人居寒地静时多，久待冰融细雨何。

暖处闻香知本草，推杯月下两相和。

创作背景：著名画家何建军老师，在细雨阁为《诗香本草：读诗歌识中药》封面诗《千寻》创作墨宝。

36

花径

绵绵细雨洒门庭，里水初逢聚业兴。

数朵桃红丽日温，湖风处处满花径。

创作背景：与闫兴丽秘书长在佛山市水湖边散步有感。

37

丽影

诗香丽影夜皇都，识药读歌兼绘图。

百草千寻罗万象，才人脱颖在征途。

创作背景：《诗香本草：读诗歌识中药》赞助卢颖馆长组织的中药辨识大赛。

38　分明

反流胃管要分明，此病医家谨慎行。

辨别实难多误诊，院中静水伴君名。

创作背景：受邀参加我院胃食管反流病专家赵江宁博士举办的活动有感。

39　黄鹂

鹏城月夜海微风，冬暖花香再次逢。

把酒言欢歌一曲，鹂音又伴水流东。

创作背景：在美丽的深圳湾畔听王晓清同学唱歌有感。

40　幼时

别离落叶满城中，彼岸经年几度风。

万里长堤留月夜，乡音未改幼时逢。

创作背景：陪同从美国来的赵保红同学畅游深圳湾有感。

41　遇见

幼年习药羡君医，硕业完成赴美西。

万里羊城终遇见，输赢何必在高低。

创作背景：在广州与多年未见的吕喜龙同学打球有感。

42　手足情深

与君初遇是华年，手足情深药作缘。

频饮躬身酬相送，水流秋夜月高悬。

43

厚德勤求

枝头初露幼时花，万物京城次第华。

厚德勤求六十载，仁心之处且为家。

44

甲子归来

红枫叶色更为深，甲子归来客似云。

数载学人时忆起，合欢杏李共桃芬。

45

云天

回眸往事指弹间，药院秋高聚众贤。

海纳千川英荟萃，万山阅尽见云天。

46

浮云

浮云别后各为天，岁月如歌忆幼年。

浅酒何须斟再尽，低回乐曲伴人眠。

创作背景：参加北京中医药大学中药学院六十周年院庆，阔别三十年后同学重聚，作《手足情深》《厚德勤求》《甲子归来》《云天》《浮云》诗六首。

47

佳音

鹏城六月传佳音，本草歌悠入杏林。

历尽千辛成巨典，喜闻俄语又登临。

创作背景：祝贺赵中振老师著作被翻译成俄文。

48

贤人

杏林春日景常新，鹊喜莺啼捷报频。

本草笃行恒久远，濒湖为继是贤人。

49

士贤星灿

士贤星灿聚桥头，诗话频来韵意幽。

万物相容皆本草，相期择日再同游。

50

围炉夜话

星光灿烂荟罗湖，从此征程是坦途。

夜话围炉三盏尽，诗涵本草景犹殊。

创作背景：与赵中振老师和部分香港同仁在深圳罗湖相聚，作《贤人》《士贤星灿》《围炉夜话》诗三首。

51

跨界多维

花开暨大已三年，草物东西两袖牵。

跨界多维容万象，诚邀雅士与同肩。

创作背景：祝贺暨南大学本草博物教育基金成立三周年。

52

汤茶本草

岭南沃土育汤茶，碧水羊城润物华。

本草三字随莲吐，一杯饮尽是天涯。

创作背景：为暨南大学本草博物教育基金主编的"走进本草博物世界"丛书中本人参与创作的《汤茶本草：靓汤与凉茶里的本草文化》配诗。

53

域外花香

闲时微恙日居宅，域外花香扑面来。

本草林深寻故事，全书阅尽久徘徊。

创作背景：读赵中振教授新书《域外本草记》有感。

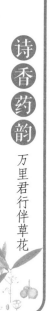

54

德爱兼修

与君首遇在蕲春，德爱兼修曾久闻。
今日又逢香岸畔，涛声惊起万千云。

创作背景：致敬长期支持中医药文化事业的荣先生。

55

缤纷世界

蕲春初遇又相逢，千古江流软语侬。
携友与君观镜下，缤纷世界露真容。

创作背景：收到崔亚君教授的新书有感。

56

伽楠

茂名三月见人山，香雨柔风锣鼓喧。
黄帝经文寻妙理，伽楠一遇敬轩辕。

创作背景：在茂名参加"三月三，敬轩辕"活动，品味
"伽楠沉香"。

57

天灸

夏天三伏后金秋，外表浮阳欲上游。
以热祛寒强体质，辛温天灸未曾休。

58

《黄帝内经》

春秋年代此书成，益寿延年摄养生。
两部《灵枢》兼《素问》，岐黄论道永留名。

59

门前盛夏

北中医友又重逢，义诊科文相互容。
病患携童纷沓至，门前盛夏内春浓。

60

陌上桃花

风轻放眼水云间，陌上桃花聚众贤。

国医堂中施妙术，坪山校友手相牵。

创作背景：参加坪山国医堂科普讲座，完成《门前盛夏》《陌上桃花》诗两首。

61

国图

南春北雪国图间，百草诗香两地还。

厚积择时方薄发，征途何惧夜行艰。

创作背景：感谢国家图书馆收藏《诗香本草：读诗歌识中药》。

62

同仁堂

曾经百载聚仁堂，逐鹿群雄遍地商。

法海无边终一统，屏前传语诵诗香。

创作背景：感谢同仁堂药业职工集体学习《诗香本草：读诗歌识中药》。

63

世园风

晨光初照世园风，本草行人诵语浓。

待到来年花烂漫，再登岭上各成峰。

64

百草园

长城脚下草成园，杏树方花作景观。

五月春风临沩水，诗香几度满心欢。

65

延庆

晨初延庆气微凉，百草京郊尽吐芳。

落地诗香逢屈子，楼台魅鸟待梳妆。

创作背景：端午节，应北京黄灏峰女士的邀请，在2019中国北京世界园艺博览会（简称"北京世园会"）举办《诗香本草：读诗歌识中药》签售活动。

66

艾之谣

适逢端午艾之谣，百草园芳育幼苗。

月下先贤来接踵，芊山幻影作虹桥。

创作背景：端午节期间，听著名音乐家张晋夫先生的《艾之谣》有感。

67

故里

江河万里作云图，纵使千思亦有疏。

后日芊山寻故地，诗香可否伴心初。

创作背景：读北京世园会百草园推文有感。

创作背景：本人受邀携《诗香本草：读诗歌识中药》参加北京世园会的开幕式，完成《世园风》《百草园》《延庆》《艾之谣》《故里》诗五首。

68

学堂

京城雾去露晴光，汉字初闻本草香。

古有时珍纲目著，今为幼子办书堂。

创作背景：《诗香本草：读诗歌识中药》《汉字魔方》共同助力北京世园会。

69

药香

又逢盛夏读书忙，会展上空飘药香。

点水蜻蜓三两事，诗融本草话膏方。

创作背景：本人在深圳会展中心南国书香节上与大家分享"诗融本草话膏方"的话题。

70

妖风

欣闻诺奖落青蒿，言是中西互为骄。

万顷良田腾细浪，风来又阻岂容妖。

创作背景：读质疑中医药疗效的文章有感。

71

桥梁

星光灿烂映香江，明月伴人论剑忙。

同是中西交汇处，港深甘愿做桥梁。

创作背景：参加香港中医药国际论坛有感。

72

版图

听君胜做数年书，日异自媒多版图。

四顾宣人因事返，晚霞渐落映征途。

创作背景：参加卫生宣传工作会议有感。

73

传书鸿雁

诗香一缕待深闺，鬓影珠帘苦嫁随。

野外雷声何处雨，传书鸿雁总相知。

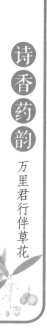

74　　　　　　　　**背影**

深中院内满花枝，三甲又轮评复时。

药有贤才冬意暖，门前背影尽为师。

创作背景：深圳市中医院三甲复审高分通过。

75　　　　　　　　**星光熠熠**

星光熠熠耀鹏城，药曲齐鸣彻夜声。

又待来年花怒放，诗香可否伴人行。

创作背景：参加深圳市药学会活动有感。

76　　　　　　　　**冬至**

适逢冬至雪纷飞，主客同门俱未归。

不尽千言天色晚，霓虹窗外是余晖。

创作背景：冬至，在合肥参加校友会理事会活动。

77　　　　　　　　**为医无悔**

为医不悔院如家，夜树千芳去旧华。

药有才人孤倚剑，征程逐梦望无涯。

创作背景：参加我院迎春晚会"为医无悔"有感，并贺陈剑平博士获奖。

78　　　　　　　　**旭日**

勤求古训始成医，叶茂枝繁万物齐。

冷热阴阳皆可法，东升旭日看西低。

创作背景：听中医药歌曲有感。

三言两语

79

曾经年幼诵经辞，在水伊人欲返迟。

草阔林深皆妙药，三言两语亦为诗。

创作背景：接受深圳记者李福莹女士的采访有感。

遍身香

80

一蓑烟雨晓温凉，沃野千方阴亦阳。

山远欲辞人往事，路边俯拾遍身香。

创作背景：为第一本诗集《路边俯拾遍地香》的出版作
诗一首。

汉字魔方

81

中华文化溯求源，汉字魔方天下宽。

最美人生需沃土，童谣动画此为端。

创作背景：收到中国科学院博士后李英女士的《汉字魔
方》有感。

药圃

82

鹏城晓雨夏如春，院树梢红洗旧尘。

数本薄书羞惠赠，聊为药圃育来人。

创作背景：收到深圳职业技术大学寄来的《诗香本草：
读诗歌识中药》收藏证书有感。

相逢

83

和风六月满空枝，又是学成瓜落时。

远望江湖花乱眼，相逢何不北中医。

创作背景：高考结束，为母校做宣传。

84

故人

适逢假日阻时长，南国和风惠且凉。
扶老携童临粤地，月明夜照故人香。

85

睡莲

园中荷叶欲遮花，遍问群鱼皆看蛙。
浅水微澜皆是客，若非择日到邻家。

86

蕲春四宝

时珍故里此春晖，本草歌声艾相随。
漫步其中皆圣药，竹蛇四宝万年龟。

87

悦读

楼高百尺躲幽屋，步外方惊世界殊。
粤港医人皆妙手，携君择日共为途。

创作背景：为中国中医药出版社"悦读中医"书吧作诗一首。

88

家园

暑期京粤手相牵，齐聚鹏城抒万言。
校友情深频砥砺，初心不忘忆家园。

89

醇香陈酒

醇香陈酒韵清悠，良药早知来亳州。
禽戏练成寻古井，三分天下有曹刘。

90

中秋夜话

欲投南粤满行囊，晨露朝辞栗枣香。
居久霜侵非是客，一轮悬月共家乡。

91

妙手

医行天道正酬勤，日暮冬寒暖杏林。
莫道国医唯四诊，刀中妙手亦留人。

92

初心

医行路上业精深，济世悬壶救患人。
远志高存知使命，风清万载伴初心。

93

方书

黄帝仲景润时长，佐使君臣奏乐章。
阅尽千文成一曲，方书在手任寒凉。

94

良方

灾情肆虐君莫慌，口罩隔离袋药香。
更有名医兼妙手，同舟共济献良方。

95

五禽戏

华佗故里草深深，月下传承习五禽。
微汗弛张行有度，久长一脉树成荫。

96

逆行

华夏岁末起乌云，肆虐狂魔入汉侵。
九省通衢留背影，危时自有逆行人。

97

肉桂

出生罗定久闻香，老树新兴南药良。
后辈先学遵古法，风临桂处慕时长。

98

香囊

园中花草各自香，又见温魔肆虐狂。
面圃开轩迎远客，心存一物又何妨。

99

幽香

橘花野外满新都，三瓣幽香醉玉壶。
宾主隔台相望坐，白丁来去又鸿儒。

创作背景：参观新会陈皮村有感。

100

枣花饼

登高远望白云间，鸣雁孤飞啸雨天。
千枣趋前窗渡月，清香一缕伴人眠。

101

姜花饼

晨起初凉亭满风，街头微露此花浓。
若非柔媚兼诗意，怎会门前日日逢。

102

素为秋

乍寒叶落见行舟，一雁闻声过远楼。
明日山中多积雪，此时圆月素为秋。

创作背景：为朋友做的美食作《枣花饼》《姜花饼》《素为秋》诗三首。

103

比翼双飞

行文弄墨舞君前，比翼双飞独羡仙。

动静相宜分内外，扬帆一去望无边。

104

入画佳人

君行数里走深山，入画佳人待凯旋。

从此同舟尝百味，淡咸菜品惹炊烟。

创作背景：作《比翼双飞》《入画佳人》诗两首，祝贺墨凯与咸扬新婚。

105

百草香

湾区医药久悠长，今日临风百草香。

宾客如云来际会，初心不忘谱新章。

106

光明

仙葩阆苑落鹏城，医药双飞再启程。

一座虹桥通四海，循香两步是光明。

107

百草园深

鹏城碧水映蓝天，唤友携游百草园。

幽径循香何处去，一桥虹似远尘喧。

108

争先

鹏城七月是晴天，校友相逢展笑妍。

书记南来帮换届，层楼欲上再争先。

创作背景：北京中医药大学王瑶琪书记亲临深圳参加北京中医药大学广东校友会联络处换届选举。

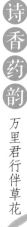

109

品洁艺高

幼时慕海赴东瀛，品洁艺高朝野惊。

米粒貌微涵大爱，岭南再续故乡情。

110

佳音

千年古法遇佳音，一片陈皮万两金。

入膳成方调百味，闻香移步润人心。

二、诗青养生

1

心

态憨元兔笑盈盈，属火为心红色迎。

开窍舌于华在面，尤其喜苦主神明。

2

肝

倾身元兔喜相迎，肝属木为青色明。

开窍目于华在爪，怒酸疏泄伴君行。

3

脾

初逢元兔美名扬，属土为脾色亦黄。

唇显其华开窍口，甘思运化在中央。

4

肺

一尊元兔口常开，肺属为金白色材。

毛显其华通鼻窍，辛忧主气脉朝来。

5　肾

久闻元兔最聪慧，肾属水名色亦黑。
在发其华开耳窍，恐咸纳气是为职。

6　立春养生

春寒料峭早迎新，饼卷菜蔬香诱人。
阳气发宣生万物，菊花枸杞用时频。

7　雨水养生

雪冰化雨草花萌，肝木发初欣向荣。
茶饮陈皮双伴笋，章门揉穴要分清。

8　惊蛰养生

又逢惊蛰始升发，婉转鹂鸣桃烁华。
百合食芹揉虎口，留香茉莉送君家。

9　春分养生

寒温各半又春归，衔草泥含飞燕回。
取穴三阴通脉络，公英茶饮遇蓝莓。

10　清明养生

春光明媚雨微蒙，竞放桐花见彩虹。
取穴风池常揉按，又逢百合入杯中。

11　谷雨养生

夏初春末雨增多，拂羽斑鸠暖入窝。
豆腐香椿常搭配，举杯茶饮岂无荷。

立夏养生

12

又逢立夏雨增多，觅食青蛙时放歌。
九制话梅成好品，神门穴位亦揉搓。

小满养生

13

湿炎天气已来临，易感人浮宜养心。
入水玫瑰需六朵，内关穴位用常寻。

芒种养生

14

麦黄芒种雨如织，肢倦懒慵人易疲。
银耳调羹荷作饮，极泉穴取正其时。

夏至养生

15

夏至初来日照足，起居炎热谨防护。
绿茶频饮配山楂，两穴常揉要记住。

小暑养生

16

又逢小暑日炎炎，湿热袭来人议谈。
莲藕苦瓜常食用，揉搓两穴亦包含。

大暑养生

17

出门大暑日升高，雨水时来头上浇。
瓢去瓜皮茶作饮，常揉两穴乐逍遥。

立秋养生

18

秋来三月谓容平，安睡顺阳宜养生。
日暖夜凉需润燥，敛神漫步向山行。

19　　　　　处暑养生

日高处暑气清扬，萧瑟秋风叶染黄。
神敛心平移户外，童叟渐觉夜微凉。

20　　　　　白露养生

适逢白露又为霜，萧瑟秋风丹桂香。
半落红花归燕去，佳人何故水中央。

21　　　　　秋分养生

碧空万里望无云，昼夜等长秋两分。
叩齿咽津频吐纳，约朋野外采芳芬。

22　　　　　寒露养生

秋高寒露菊为茶，日暖夜凉宜在家。
南国恨无枫叶赏，街寻绿豆与芝麻。

23　　　　　霜降养生

已寒凝露结成霜，赏菊牵牛柿伴羊。
叶落枫梢凋百草，登高远眺送秋忙。

24　　　　　立冬养生

立冬万物始休藏，日短雪飘寒北方。
此刻居家宜进补，杀鸡包饺宰牛羊。

25　　　　　小雪养生

又逢小雪雨寒天，慈母添衣话耳边。
百合核桃来补润，太溪常揉涌成泉。

26 　　　　　大雪养生

天寒雾隐雪飞扬，衣著抬头待日光。
萝卜桂花宜进补，来年春到虎逃忙。

27 　　　　　冬至养生

又逢冬至谨防寒，静候封藏心放宽。
果肉谷蔬勤搭配，桂圆红枣亦为餐。

28 　　　　　小寒养生

最寒三九要知详，头聚诸阳易受伤。
食可排邪安脏腑，劝君山药入高汤。

29 　　　　　大寒养生

阳衰阴盛极寒天，物燥风干又遇年。
静谧敛神多养肾，盘中八宝与人眠。

第四部分

诗在旅途

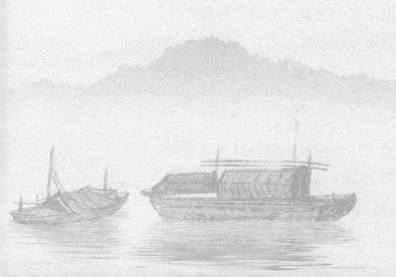

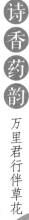

诗香药韵

万里君行伴草花

本草歌

书中有玉用时邀，浩海行舟阅碧涛。

远处童音声入耳，一株本草作歌谣。

约球

月圆初上柳梢头，次第花开声犬幽。

莫负来年风景好，呼朋相约羽毛球。

风云

英雄总在巅峰决，月下飞花影作别。

羽化风云变古今，林中漫步或稍歇。

创作背景：写在羽坛名将李宗伟退役之际。

睁茗

时逢羽馆享云清，睁茗偶而来此行。

幼子学勤邀赛事，劈球点调亦难赢。

创作背景：偶遇羽毛球国手王睁茗，刘宇尘与他切磋球技。

头筹

佳期渐进未曾游，竞技同台任汗流。

腹有诗书人岂老，天涯仗剑亦头筹。

创作背景：本人参加羽毛球比赛，并荣获冠军。

五一

又逢五一雨连天，阅尽诗书岂等闲。

唤友邀朋球约事，输赢何惧克时艰。

创作背景：五一期间有雨，约球友打球。

7

三千

初冬恰遇雨寒天，健步归来欲枕眠。
约友爽心人半数，终将万米变三千。

创作背景：打球路上，心情愉悦。

8

高歌

清晨初一奏高歌，会友开球汗做河。
落点钻刁君莫怪，谁人究竟绝招多。

创作背景：大年初一约朋友打球。

9

羽扇

羊城岁末战天寒，欲揽头牌斩将欢。
羽扇孔明谋万里，军中年少护旗杆。

10

可否

驱车数里练球忙，左右开弓箭四方。
竞技场中需智勇，排兵可否某人藏。

创作背景：参加羽毛球比赛之前，认真排兵布阵，作
《羽扇》《可否》诗两首。

11

反手

羊城日暮入冬温，挥拍宇名疑摄魂。
落点钻刁真诡异，常来反手定乾坤。

创作背景：刘宇尘参加羽毛球比赛荣获冠军。

12

输赢各半

清晨人众汗纷飞，小雨微凉浸湿衣。

各半输赢球作罢，归时依旧拍来挥。

13

何妨

云飞高处晚秋凉，药在鹏城碧草香。

点吊劈杀球未落，鳌头未占又何妨。

14

才高八斗

心如海阔可行云，玉口金言几度闻。

老骥昔时三鼎立，才高八斗统千军。

创作背景：为深圳市无人机行业协会会长杨金才先生而写。

15

百年

南湖碧水映云天，日出嘉兴忆百年。

伟业随风平地起，初心未改旧时船。

16

鸣琴

应询此句是谁说，正义迟来次数多。

野草蓬门花径掩，鸣琴欲取亦经河。

创作背景：正义会迟到，但绝不会缺席。

17

一寸高

天有寒风利似刀，百名乘客备煎熬。

落坪还要回春手，何不尊医一寸高。

创作背景：读一篇某航空公司对医生有不尊重行为的文章有感。

18
明朝

晨光初照露晶莹，阔海无边九里行。

浅酒深杯悬月夜，明朝山入共蝉鸣。

创作背景：今天徒步 9 公里①，明朝还要登山。

19
初心不忘

曾经国破苦谁知，救火于民正此时。

远兽强禽今日在，初心不忘语成诗。

创作背景：庆祝中国共产党成立98周年。

20
桃花坞

江南烟雨最红尘，画内春风几度新。

自古英才多惹妒，桃花坞里笑痴人。

创作背景：读介绍唐伯虎的文章有感。

21
留言

年终多事觉操心，乐曲无章奏乱音。

逆水行舟舟溺水，留言欲语语流金。

创作背景：读基因编辑婴儿文章有感。

22
谣言

诸多民众苦谣言，保健常为老者钱。

君若心宽勤运动，方能益寿又延年。

创作背景：读以卖保健品为名欺骗老年人的文章有感。

---

① 公里，即千米。

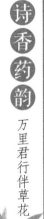

23　心安

城中路窄外稍宽，野草香柔碧水澜。
回首向来萧瑟处，历经风雨自心安。

创作背景：办公室搬往观澜有感。

24　梅关

驱车数度遇梅关，早露朝辞戴月还。
为解行人时有痛，中心何怨在深山。

创作背景：经常塞车的"梅林关"是每天必经之路。

25　曾经

曾经少小了无知，蓓蕾初开未放时。
落燕屋前鸣院锁，来年可否满花枝。

创作背景：第一次工作的地方准备拆迁。

26　晨光

晨光初照映亭台，丽影新香彤落腮。
帘动欲闻窗外事，推轩飞入妙词来。

创作背景：母亲节、护士节同一天到来。

27　华祖庵

桐花杜仲未曾休，紫苑仙翁带客游。
借问华庵何处是，隔香不语到曹楼。

创作背景：在安徽亳州，欲乘车去"华祖庵"，结果被司机送到"曹操楼"。

28

半步

门庭绿水润千花，苦坐城头若有涯。

待到君行持百草，虚前半步是繁华。

创作背景：晚上徒步兴来而作。

29

粽香

明朝端午夜升空，阔海云天任驰骋。

欲闻粽香何处寻，两三星火见人影。

30

虎门

沿江十月早秋人，朝发归时次日晨。

曾是林公烟毁处，虎门寒夜鸟声频。

创作背景：中秋节广深高速虎门大桥严重塞车。

31

丝绸

大漠无垠人似舟，青山绿水忆源头。

昔时风疾行千里，今日绸丝注眼眸。

创作背景：参观丝绸之路图片展有感。

32

春雪

江山走遍笔生花，寸指台前征远涯。

宋祖唐宗皆过客，唯留春雪吐芳华。

创作背景：重读《沁园春·雪》有感。

33 善念

从来喜恶以群分，科学才求果与因。
此刻劝君多善念，容颜不老悦心身。

创作背景：读一篇关于善恶的文章有感。

34 圆月

星光熠熠夜明天，四处神州待次年。
坐看风云门外过，何时圆月伴人还。

35 千年计

一片祥云落满天，白洋淀水脉相连。
心中已有千年计，携妻唤儿家欲还。

创作背景：再次回到家乡——白洋淀有感。

36 西东

雪飞时节满山空，寒鸟踌躇藏尽弓。
欲问街头闲坐客，归途可否在西东。

创作背景：观一图片有感。

37 登山

年关携眷又登高，坡半赏花英气豪。
倦坐相望摩岭近，幼童云看已三遭。

创作背景：与家人攀登白云山有感。

38

庭里花

初见晴光万物华，午时诗读百余家。
亲朋屡爽约球事，踱步心牵庭里花。

创作背景：未约到朋友打球，便在家赏花、读《唐诗三百首》。

39

烟尘

万壑千山烟似尘，心灯流水早成邻。
静看窗外风云淡，夜暮星浮待旧人。

创作背景：听歌曲《岁月》有感。

40

留别

草暗山昏日已斜，情深意暖话离别。
神州处处皆春风，再次归来莫为雪。

创作背景：回到家乡与家人团聚有感。

41

蛙声

林密常遮风雨急，城头时换霸王旗。
万音千觅难评断，一片蛙声赛鸟鹂。

创作背景：山中徒步有感。

42

三八妇女节有感

蔓藤绕屋又生芽，乍暖还寒流水花。
夜暮万门常紧闭，恐惶香落别人家。

创作背景：写于三八妇女节。

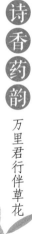

43

春残

春残叶落雨婆娑，林密水柔风作歌。
月有阴晴圆缺恨，人间聚少别时多。

创作背景：清明节抒怀。

44

风柔

大美黔南古镇幽，千年日暖水常流。
才随石径闻香去，碧草坡前又体柔。

创作背景：黔东南之行有感。

45

舞阳河

风起湖波拂柳青，酒欢肩并夜游城。
吉他月下操千曲，不及同行四五声。

创作背景：黔东南夜听朋友唱歌有感。

46

经典

流水千山天地间，溯溪直上苦寻源。
历经劫难初心在，曲毕典成真是元。

创作背景：看音乐节目《经典咏流传》有感。

47

夜长侵晓

残雪消融渐是春，夜长侵晓未遮晨。
往来今古人皆客，唯愿常存少壮身。

创作背景：写于五四青年节。

48

天地

花留春光雪别冬，朝辞晨露晚来风。
寸长尺短皆天地，唯有虚名世俗同。

创作背景：读关于李白、杜甫诗坛地位的文章有感。

49

追风

昨日年少曾追风，今朝独坐水流声。
若知野外花开早，当初何必先入城。

创作背景：写于六一儿童节。

50

竹林

酷暑鹏城竹林旁，三巡酒过再倾觞。
海风月下生凉意，相问归程路短长。

创作背景：在竹林与朋友聚会有感。

51

天偷

涛声万里一扁舟，云白日晴随客游。
借问前方何处是，曾经隔水欲天偷。

52

弹丸

天海相依一弹丸，绿蓝常遇水欣欢。
林深草密藏禽兽，六月阳高望亦寒。

53

日行千里

日行千里浪花中，舟上宾朋语未穷。
忽遇风狂携骤雨，问君可否辨西东。

创作背景：坐游轮去日本旅游有感，作《天偷》《弹丸》
《日行千里》诗三首。

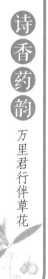

54

端午

端午闻香觅影踪，幽栖晨鸟树临风。

稍寒桥下河边水，无绿岂能花艳红。

创作背景：端午节游红树林公园有感。

55

浩宇

京辽浩宇两相同，分驻隔年榜有名。

自幼痴迷为国粹，求学路上遇春风。

56

少年

京城六月美名扬，刘氏河间奏乐章。

灿烂星光翔浩宇，而今最是少年郎。

57

战疫风云

自古北大才人多，浩宇登台口若河。

战疫风云成快板，声声悦耳驱瘟魔。

创作背景：作《浩宇》《少年》《战疫风云》诗三首，贺刘浩宇同学获 2018 年高考北京市理科状元。

58

春风化雨

山远西斜云片白，鸟飞浅海啄青苔。

落花流水闲情晚，犹待春风化雨来。

创作背景：深圳湾徒步，正值海水退潮。

59

瑞金

红色摇篮出瑞金，蝉鸣樟树自成荫。

征途数载行漫漫，饮水思源亦在心。

创作背景：红色之旅——瑞金。

60

山竹

球后酒酣茶满壶，亭台静坐迎山竹。

园中若见折千林，老我挺身自神速。

创作背景：写于台风"山竹"到来之前。

61

昨夜

昨夜鹏城落雨频，肆淫山竹断桥新。

初心未改来时路，风虐仍需逆行人。

创作背景：写于台风"山竹"到来之时。

62

黄埔

晴空万里鸟无音，翠柏秋寒将士魂。

远寇才回犹孽在，仍须智勇共于身。

创作背景：参观黄埔军校旧址有感。

63

神雕

神雕远去走云涯，天倚屠龙侠侣夸。

笑傲江湖君又忆，英雄鹿鼎叹尘沙。

创作背景：惊闻金庸先生仙逝。

64

仙踪

登高始见远晴空，更有云山数万重。

利禄功名身外事，何须路上觅仙踪。

创作背景：登高于平安国际金融中心楼顶有感。

65
红尘有爱

通篇跌宕起悬疑，宿命恩仇梦幻迷。
欲望多时终是憾，红尘有爱话常提。

创作背景：看一部朋友拍摄的电影有感。

66
归途

江山万里尽红图，雪后桃花旧岁无。
定是一年光景好，春风化雨正归途。

创作背景：写于新年第一天。

67
乡音

鹏城燕赵两相亲，盖帽投篮谁与伦。
日暮推杯才艺展，童音偶露是乡邻。

创作背景：参加河北商会篮球嘉年华活动有感。

68
诸香

菊兰肆内满屏飞，二老平安唤子随。
遍赏诸香嫌室陋，归时不许带花枝。

创作背景：在平安大厦旁陪父母逛花市，空手而归。

69
来春

鹏城日暖鸟鸣晨，玉犬天蓬换物新。
稚子竹燃千里外，神州瑞雪兆来春。

创作背景：写于大年三十晚。

70　天涯

鹏城日照赏芳花，蜂蝶纷飞映紫霞。

近水香柔邻万朵，征人何必赋天涯。

创作背景：在光明小镇赏花有感。

71　练溪村

羊城树木早逢春，印象珠江育武人。

废枕学勤遵古训，云山久伴练溪邻。

创作背景：参观位于广州的练溪村有感。

72　梧桐

梧桐脚下凤凰台，尽是先人树后栽。

若使佳音绵未断，明朝有意抱琴来。

创作背景：游深圳人才公园有感。

73　榴莲

花前月下舞蹁跹，景色依稀似旧年。

夜暮茗香听酒客，门声几处不榴莲。

创作背景：写于2月14日情人节之夜。

74　元宵节

今为去日话离别，月下枝头影简洁。

有爱心存行缓舒，人间便是好时节。

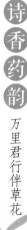

75

徒者

林中漫步雨登高，莫负春光盈树梢。

随鹭童人来入水，追风徒者夜归巢。

创作背景：雨中游红树林海滨生态公园有感。

76

台阶

雨风将至爱车歇，欲返家园岂敢别。

漫走观澜已几回，轻松步履未曾绝。

创作背景：爱车在观澜发生故障，等待救援。

77

柴门

行人远处作沙丁，我亦柴门共草青。

万里赏花名走马，方圆五尺鸟飞亭。

创作背景：五一期间各景点人满为患。

78

人杰

江流万古未曾歇，寸土河山岂或缺。

振臂一呼从者众，适逢百载忆人杰。

创作背景：写于五四运动100周年。

79

白洋淀

鹏城五月火初阳，会展约签人两忙。

木秀于林行大计，白洋淀水柳丝长。

创作背景：在深圳参观河北雄安展馆有感。

80

辞真

忽闻骤雨洗风尘

远处雷声唤物新

急问友朋何此日

玫瑰夜幕又辞真

创作背景：5 月 20 日晚，忽遇狂风暴雨，雷声大作。

81

信诺

晨星才落响涛声，白鹭娟香万米程。

浪里飞花云数朵，识初信诺业精诚。

创作背景：在招商信诺公司举办养生讲座有感。

82

国足

隔远忽然听众呼，原来国足小赢乌。

神州代有才人在，终究一天无泪珠。

创作背景：庆祝国足以微弱优势赢球。

83

茜花

莘莘学子欲登峰，起步坡前万木丰。

此刻研勤心淡定，流金岁月茜花红。

创作背景：写给即将参加高考的罗茜尹同学。

84

笙歌一曲

千家万户挂灯红，狮舞街头百戏丰。

美味汤圆才入口，笙歌一曲醉惊鸿。

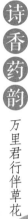

85　罗浮山

独行千米日犹昏，远树行舟尽染尘。

客宿罗浮曾夜雨，归时有恙去时云。

86　登高望远

登高望远画如新，年少应为执笔人。

好景来时君莫负，且将数语赠良辰。

87　"新冠"肆虐

"新冠"肆虐阻人行，盛会云开线上呈。

纵有名琴弹万曲，何如冬日雪融声。

88　适逢岁末

适逢岁末与冬合，小酒轻声亦作歌。

月下抬头微醉处，店家今日又几何。

89　风临陋室

风临陋室细端详，字迹神飞意远长。

总觉才疏无相送，且将墨宝放桌旁。

90　泉州

闻香循迹赴泉州，粤港同仁携手游。

翌日返程书本草，文行笔下意方遒。

91　笔端

云松高处易成材，涧木寒时悲亦哀。

遍地梨花疑是雪，春风化雨笔端来。

92　菁华

菁华本草正如茵，阅尽天涯作此文。
满院飞花争次第，无疆有惠至家邻。

93　真经

良方更有药先行，古法流传举若轻。
遍地花开观万朵，唯闻炮制取真经。

94　珠江

闻风南下喜背包，少年未惧万里遥。
两鬓霜前今日立，珠江水暖又逢潮。

95　画图

田间百草露为珠，满眼风来入画图。
瘦笔轻描成巨作，千年百米万篇书。

创作背景：观一幅本人的诗配画作品有感。

96　长城

冬奥时近叶绯红，本草歌谣侧耳中。
欲到长城为好汉，君行且慢待妆容。

97　诗花

鹏城夜渐正秋深，两朵诗花赴英伦。
海外钟声催似鼓，复兴更待后来人。

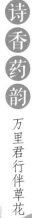

98 燎原

冬奥红光耀西山，本草歌声欲点燃。
博物中西通内外，迎风星火正燎原。

99 重阳假日

重阳假日未登高，耳畔童声望却遥。
四海茱萸插满地，东方风雨化波涛。

100 草碧花香

佳节近日渐秋深，草碧花香远处寻。
未是同来游此地，别时数语夜缤纷。

101 南沙

驱车数里至南沙，坐看游人欲赏花。
去海涛声八万里，凭栏远眺是天涯。

102 江山万里

江山万里彩旗红，十月金秋伴乐声。
砥砺七十居伟业，初心未改幼时逢。

103 趋前

趋前移步尺三方，满目琳琅寓意长。
古有神农尝百草，今为后者作桥梁。

创作背景：在香港浸会大学参观赵中振老师创建的中药博物馆有感。

104

心洁

春风十里润石阶，墨宝图文寓意谐。
数语清莲且为药，芳华不负若心洁。

105

屏前丽影

祥云假日满花枝，鸟语和声错落时。
欲赏鹏城千里景，屏前丽影展英姿。

106

无疆

长河万里任寒凉，路上征人带药香。
阅尽前言临本草，心中有爱在无疆。

创作背景：观纪录片《大爱无疆》有感。

107

神州九月

神州九月入秋深，乐见京城柳色新。
廿载游学何足道，谁人头上不曾云。

108

箴言

科学分类是为宗，语短图新韵味浓。
涉及条文心作笔，箴言散落此书中。

创作背景：读一本关于科学的图书有感。

109

回眸

回眸往事感恩多，吉他曾吟月下歌。
柳树花前常作影，春风又度旧时坡。

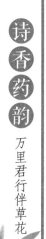

110

康仁堂

天街小雨润京方，初心未改日月长。
物里喧嚣唯此静，谁人不道康仁堂。

创作背景：有感于康仁堂职工读《诗香本草：读诗歌识
中药》。

111

情长

花城秋日正值阳，荟萃高楼意满堂。
后问先学勤作笔，薄书语短见情长。

112

风和

观澜湖畔正风和，地处边缘贵客多。
妙论高谈通道理，诗香几缕伴君酌。

113

立秋

蝉鸣空林未闻休，柳下花前任汗流。
定是七夕一夜雨，和风日照晚来秋。

114

传承

涞源盛夏露香浓，野外初闻诵语声。
处处生活皆本草，歌词自信有传承。

115

千寻百草

千寻百草字行间，陋室遨游不夜天。
爱在心中知去处，诗香语后岂能闲。

116

朝时

朝时酷暑暮还温，夜菜三伏无酒樽。
饭后茶余勤备课，诗香正待悦读人。

117

珠江潮起

珠江潮起始云涌，粤港湾区万木荣。
逐鹿曹刘天下计，乘风引领共蛇龙。

118

明朝

骄阳初照露晶莹，阔海无边九里风。
浅酒深杯悬月夜，明朝不负此山行。

119

父爱

人说父爱稳如山，羽翼未丰岂肯攀。
海内风急多骤雨，腰身且作暂时帆。

120

明日端午

明日端午今升空，阔海云天任驰骋。
欲闻粽香何处去，两三星火落京城。

121

药圃

鹏城晓雨夏如春，院树梢红洗旧尘。
数本薄书羞惠赠，聊为药圃育来人。

122

牛年

春回冬去水长流，万树花开人喜牛。
旧日屏前多绿色，来年红火亦常求。

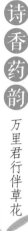

123　国医小镇

驱车百里入园中，本草香柔雨露丰。

万米长廊人伫立，岭南八味伴和风。

124　三伏

阳高地暖水沾衣，又到三伏劝语时。

固本培元应清补，顺应自然调作息。

125　闻香

闻香有艾水自流，羽场纷纭半壁丘。

药苑诗词花几朵，童年梦里此时求。

126　鹏城夏日

鹏城夏日喜迎新，万里含香满杏林。

海角天涯终会遇，薄酒一杯蕴风云。

127　红颜

隔水桃花纱笼烟，蜂蝶醉舞戏流连。

青山未老犹滴翠，粉身碎骨为红颜。

128　晨露

骄阳西落伴云飞，少年追风火相随。

正值初蕾欲放时，何惧晨露去又归。

129　立春

人间万物此时新，艮卦适为两界邻。

阴气易由足入体，轻食抹面草如茵。

130

戎装

龙躯有恙尽三军，战地戎装何处寻。

若与贤达同共济，寒冬过后又为春。

131

临风

一年几度树临风，次第花开遇莞城。

夜月高悬心在远，自来道语手携童。

132

自然

身居碧水敬自然，万载风轻遇火山。

华夏儿女唯大爱，谁人心底无桃源。

133

童书

难为岁末有闲暇，躲进阁楼未看花。

世上风云皆过客，童书几本且为家。

134

本草歌声

鹏城夜话荟群芳，本草歌声月似霜。

最是风景何处在，趋前不为闻诗香。

135

忆父亲

日高海阔柳低垂，驾鹤云游久未归。

人倚溪桥花独立，遥思意切雨空飞。

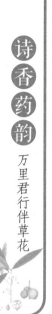

136

人在旅途

大年三十去家乡，初四清晨再返航。
高铁才乘携妻子，绿车又坐拜爹娘。
围炉夜话一壶酒，出屋寒欺两鬓霜。
你我皆为途远客，殷殷嘱托满行囊。

137

端午感怀

汨罗江水滚寒流，屈子捐躯志未酬。
天问九章传后世，离骚一曲感同俦。
蒲刀低语千家喜，艾剑高悬万户讴。
祭奠忠魂抛糯粽，龙舟竞渡气氛稠。

138

国庆抒怀

百年局变早绸缪，揽月神船昊宇游。
入水蛟龙雄四海，复兴路上意方遒。

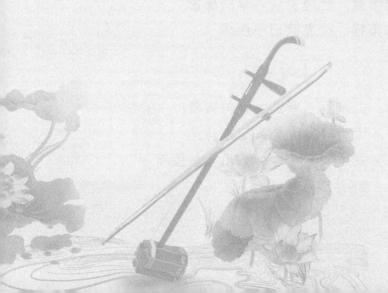

第五部分

本草　歌声

诗香药韵
万里君行伴草花

1

本草歌

作词：刘纪青

作曲：张坚坚

黑芝麻　白扁豆　紫苏黄连与青蒿
小茴香　大青叶　半夏三七加八角

黑芝麻　白扁豆　紫苏黄连与青蒿
小茴香　大青叶　半夏三七加八角
鸡冠花　龙眼肉　牛膝　猫爪①　鱼腥草
苦杏仁　炙甘草　五味酸辛咸不少

金石果虫草　《本草纲目》已明了
性味与功效　药材配伍效果好
欲知寒热温凉　回归自然最重要
学好阴阳与五行　领略中医药的奥妙

我们的祖先　聪明又勤劳
他们走过天涯和海角　尝遍了本草味道
古人的智慧　已经发现本草的秘密
明天的美好　要靠我们小伙伴
去寻找

黑芝麻　白扁豆　紫苏黄连与青蒿
小茴香　大青叶　半夏三七加八角
鸡冠花　龙眼肉　牛膝　猫爪　鱼腥草

---

① 猫爪，即猫爪草。

苦杏仁　炙甘草　五味酸辛咸不少

金石果虫草　《本草纲目》已明了
性味与功效　药材配伍效果好
欲知寒热温凉　回归自然最重要
学好阴阳与五行　领略中医药的奥妙

我们的祖先　聪明又勤劳
他们走过天涯和海角　尝遍了本草味道
古人的智慧　已经发现本草的秘密
明天的美好　要靠我们小伙伴　一起
去寻找

我们的祖先　聪明又勤劳
他们走过天涯和海角　尝遍了本草味道
古人的智慧　已经发现本草的秘密
明天的美好　要靠我们小伙伴　一起
去寻找

2

方剂歌

作词：刘纪青

作曲：汤龙伟

小柴胡　大承气　六味地黄与四逆
小青龙　六一散　经典名方快牢记　快牢记

小小处方里　藏着多少秘密
君臣和佐使　调剂有规律

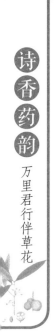

药味多　药味少　灵活运用才是真谛

麻黄汤　桂枝汤　安宫牛黄①和归脾②
胶囊　颗粒　融合了现代的　科技
膏　丹　丸　散　传统的制剂

中华名医美名扬　传统中医立天下

理论基础　《黄帝内经》　方书之祖　《伤寒杂病③》
《汤头歌诀》　初学启蒙　《外台秘要》　方剂大成

历代名医神奇的方剂
他们的精神需要我们去传递
历代名医神奇的方剂
中医精神我们携手　去传递

小小处方里　藏着多少秘密
君臣和佐使　调剂有规律
药味多　药味少　灵活运用才是真谛

麻黄汤　桂枝汤　安宫牛黄和归脾
胶囊　颗粒　融合了现代的　科技
膏　丹　丸　散　传统的制剂

小柴胡　大承气　六味地黄与四逆

---

① 安宫牛黄，指安宫牛黄丸。
② 归脾，指归脾汤。
③ 伤寒杂病，指《伤寒杂病论》

小青龙　六一散　经典名方快牢记
历代名医神奇的方剂　传承本草文化
中华名医美名扬　传统中医立天下

理论基础《黄帝内经》　方书之祖《伤寒杂病》
《汤头歌诀》　初学启蒙《外台秘要》　方剂大成

历代名医神奇的方剂
他们的精神需要我们去传递
历代名医神奇的方剂
中医精神我们携手　去传递

历代名医神奇的方剂
他们的精神需要我们去传递
历代名医神奇的方剂
中医精神我们携手　去传递

3

炮制歌

作词：刘纪青

作曲：张坚坚

（中医问孩子）孩子，你知道神农尝百草的故事吗？

（孩子）知道，神农尝遍了百草，发现了中药，才可以治病！

（中医问孩子）那中药怎么治病呀？

（孩子在思考）这？可以直接吃吗？

（中医捻着胡子）哈哈，中药想治病，还要经过加工炮制才行！

（中医唱）炮制降低药物毒性，峻药变和缓，

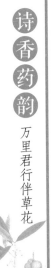

炮制去除不良气味，服用更方便，
炮制增强疗效，可靠又安全，
酒炙药上行，醋炙药入肝，
油炙药酥脆，盐炙药入肾，
蜜炙能润肺，姜炙可制寒，
我们放心来使用，让那中药应用更广泛。

（孩子问）那怎么炮制呀？

（中医唱）清水漂洗润，先来变柔软，
皮类常切丝，根茎常切片，
文火武火来清炒，炒黄炒焦炒炭。
有时需蒸煮，有时要煨煅，
发芽和发酵，也是平常见。
辅料米砂滑石粉，姜蜜醋油酒和盐，

（孩子问）听起来很麻烦呀？

（中医说）不要怕麻烦，这样才会高效安全。

（中医唱）雷公炮炙，《修事指南》；还有那炮炙大法，《本草蒙
筌》。
炮制的方法牢牢记心间。
不把人工省，不把物力减，
古人的殷殷嘱托护佑我们，中医永向前。

（合唱）悠悠岁月久，滴水汇成川，
千年智慧代代传承一直到今天。

炮制的歌声回荡在，海北和天南，

让那炮制的歌声回荡在，中华大地海北天南。

4   天使之歌

作词：刘纪青   李   英

作曲：汤龙伟

演唱：王雪蒙

【女生】我说你是天使，你说其实很平凡。

穿上这身白衣，重任挑在肩。

我说前面危险，你说使命正在召唤。

背上简单的行囊，回眸定格笑脸。

【女生】我说你是天使，你说你也在人间。

穿上这身白衣，看惯悲与欢。

剪掉美丽长发，笑容依然灿烂。

听到亲人的嘱托，泪水模糊双眼。

【女生】啊哈，因为有你，我才有美的期盼。

啊哈，因为有你，希望就在明天。

【男生说唱】你那沉闷的外套，被汗水浸泡在难以呼吸的每时每刻，

紧紧箍起的眼睛，鼻梁泛起了红斑，

你依然坚守信念，在最危险的生命线上奔忙。

【男生说唱+唱】我最敬爱的白衣天使，从小老师告诉我你们最可爱，

在这场没有硝烟的战场里，你挡下了所有风雨，吹散了所有阴霾。

【女生】我说你是天使，你说你也在人间。
穿上这身白衣，看惯悲与欢。
剪掉美丽长发，笑容依然灿烂。
听到亲人的嘱托，泪水模糊双眼。

【女生】啊哈，因为有你，我才有美的期盼。
啊哈，因为有你，希望就在明天。

【女生唱（男生和声）】不忘初心，这是你的誓言。
你不是一个人战斗，有千千万万的你。
你用大爱，筑起民族长城，
你用生命守护我的平安，你用生命守护我的平安。

5　中医之歌

作词：刘纪青　李　英

作曲：孙　琪

演唱：孙　琪

岐黄坐论道，一书奉为经，
神农尝百草，细雨润无声，
仲景论伤寒，六经辨疾病，
时珍著纲目，春风入杏林。

望闻问切，大医精诚，
五禽为戏，针灸扬名，
千金要方，呦呦鹿鸣，
悬壶济世，不改初心。

名医名方护佑苍生，
仁心仁术世代传承。
中医文化博大精深，
我们一起守正创新。

艾草之恋

作词：刘纪青

作曲：孔泽瀚

我走过万水千山，
只为看看你青青的容颜。
寻寻觅觅之际，
你却化作了云烟。

我走进五月的天，
美酒已经斟满。
期待一年一度的相遇，
你却在门口高悬。

啊，艾草，
你跨越千年，守候着我们健康，
我要把你织成美丽的花环，
戴在姑娘们的头顶。
啊，艾草，
你行程万里，护佑着我们平安，
我要为你写出动人的诗篇，
挂在充满爱的蓝天。

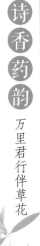
远处的灯火阑珊，
让我流连忘返，
你独有的芳香随风潜入黑夜，
让我轻轻入眠。

啊，艾草，
你跨越千年，守候着我们健康，
我要把你织成美丽的花环，
戴在姑娘们的头顶。
啊，艾草，
你行程万里，护佑着我们平安，
我要为你写出动人的诗篇，
挂在充满爱的蓝天。

7　五禽戏歌

作词：刘纪青　李　英

看看这华佗故里草木葱茏，
听听那五禽为戏天下闻名，
神州大地从此千古传颂，神州大地千古来传颂。

虎戏威猛，练骨，腰背轻松。
鹿戏安宁，练筋，身体有型。
熊戏沉稳，练脾，关节灵动。
猿戏灵巧，练心，呼吸从容。
鸟戏轻盈，练经络，筋骨气血通。

我们汗出为度，一定量力而行，

我们导引有术，只为普济众生，

刚柔并济自能一气呵成，刚柔并济一气呵成！

五千年中华文化灿烂繁荣，

民族医药发扬光大，天人可相通，

五脏和六腑，总是一脉相承，五脏六腑是一脉相承。

虎戏威猛，练骨，腰背轻松。

鹿戏安宁，练筋，身体有型。

熊戏沉稳，练脾，关节灵动。

猿戏灵巧，练心，呼吸从容。

鸟戏轻盈，练经络，筋骨气血通。

我们张弛有度，坚持缓走疾行，

我们神闲气定，个个云淡风轻，

延年益寿人与自然相融，

延年益寿自然相融，延年益寿人与自然相融。

8

中医汉字歌

作词：李　英　刘纪青

"疾"字里面有个"矢"，中箭以后快救治；

"病"字边上有张床，病情加重卧在床。

"醫^①"字下面是个"酉"，消肿止痛用药酒；

"药"字头上两棵草，神农到处去寻找。

手上加点是个"寸"，尺脉寸脉要切准；

---

① 醫，"医"的繁体字。

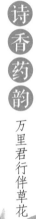

"灸"字下面是个"火",艾炷熏烤有效果!

仰观天,俯察地,仓颉造字惊动鬼神和天地。
阴阳五行,脏腑经络,岐黄有术为我们阐释病理。
伤寒杂病,辨证论治,千古医圣,中医的灵魂。
肘后备急①,辨音正字,沧海桑田葛洪功绩抹不去。

十六部为纲,六十类为目,纲随目举是谁的设计?
望、闻、问、切,中医治病有四诊。
君、臣、佐、使,中药配伍要严谨。
虎鹿熊猿鸟,我们勤练五禽戏,练出精气神!
从中医寻根溯源,探寻汉字的奥秘
从汉字窥破天机,领悟中医的真谛。
古老的中医,古老的汉字,
一脉相承,多少经验智慧、神秘与传奇,
埋藏的经典,尘封的时间,等待我们去破译,
去破译——去破译!

① 肘后备急,指《肘后备急方》。

养生对联

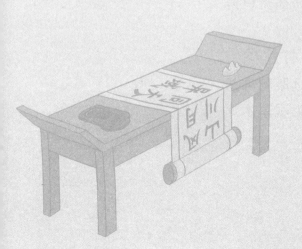

诗香药韵

万里君行伴草花

7
岐黄论道
岐黄论道著经典
仁士医人遵古方

8
四诊合参
一指三关　诊出人生风雨
八纲四海　回归岁月春光

9
两袖清风
两袖清风行天下
一双圣手断谷峰

10
杏林圣手
杏树千株施圣手
党恩百载启新篇

11
悬壶济世
良医济世无杂念
名院悬壶有初心

12
中秋赏月
仰观星空　赏中秋明月
俯瞰药苑　惜半夏时光

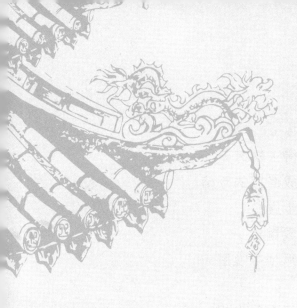

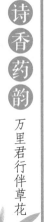

诗香药韵

万里君行伴草花

中医歌

何时你变得玉树葱茏
何时你变成峰顶的巨榕
你轻盈的步履
为何不系戴铜铃
好将我从睡梦中唤醒

你用通向历史的盘根
诉说着人生的厚重
你用支撑太阳的茎藤
与天空紧紧相拥

你用蘸着雪花的叶片
呼唤春天的来临
你用镶着金边的果实
放飞秋天的风筝

你用涂着眼影的花瓣
托起早晨的泪痕
你用藏着希望的树种
迎来上升的黎明
你将无数不同的思维
拧成远航的缆绳
你将无数不同的语言
汇成和谐的洪流

何时你变得雍容华贵
何时你变得成竹在胸

你从容的身影
为何不系带画笔
好将你绘入永恒的彩屏

你摸透大海的潮落潮峰
你听清世间的嘈杂纷争
你有吹开潮湿心扉的芦笛
你有看穿岁月篇章的瞳孔

温热点燃你寻梦的激情
寒凉校对你目标的准星
你用生命品尝着五味
你用阴阳将万物包容

你用睿智的睫毛
扫去人们心灵的尘埃
你用沸腾的血液
融化多少世纪的冰封

你用美丽的羽翼
托起即将陨落的辰星
你用凝霜的手指
在历史的天空
写下……
大医精诚

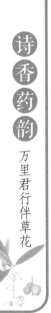

中药歌

你用翩翩舞动的衣衫
裹起一团宏大的夙愿
你用掀开历史的双手
抚摸着身旁多年的琴键

一曲甘苦酸辛咸
在你手里弹奏了数千年
循着你天籁的声音
我采撷了丢失的灵感

你用温热平凉寒
迎合着气候的变幻
你用悦耳的和谐
堆积了流动的情感

你用腾飞的翅膀
剪开夜与昼的缠绵
你用尖锐的触角
将隐藏的时弊针砭

你用徐徐飘落的碎片
记录了每个感动的瞬间
你用渐渐染红的枫叶
铺就了每个漏雨的屋檐

透过一朵花的烂漫
我闻到你蕴含的孤单

透过一粒种的倔强
我聆听你童年的誓言

或许没有人发现
阳光也会因贪睡而偷懒
或许没有人察觉
快乐就躲在痛苦的后面

脚下的路总能通向山巅
亮丽的风景总在我们的前面
只要心里还有爱的依然
一滴汗水也能灌溉整个花园

从你脉脉的眼神里
我寻到了心灵的驿站

3

海鸥

天边掠过一只海鸥
她要寻觅宇宙的尽头
无边的天空是她的路
汹涌的涛声是她的节奏

一双睿智的双眼
总能测出迷雾的深厚
一双敏锐的触角
总能牵出山河的锦绣

她偶尔脱落的羽毛

化作了浪花朵朵
她与风雨搏击的声音
将云霄穿透

远处的十字路口
有人仰望着漫天星斗
和着缓缓流动的夜色
静待一个美丽的邂逅

4

故乡

婉拒了父老乡亲的盛情邀请
摈弃了心中狭隘的和平
墙外喧嚣嘈杂声声入耳
已无法平息心里的冲动

曝晒过太多南方骄阳
已经测不出空气的寒冷
空气里弥漫的咸咸浓雾
曾经迷失了明亮的眼睛

远方携来的一身尘土
已被异域的狂风拂净
身后时常袭来的冷雨
已成为远去的背影

还是当年耐寒的声音
不用酝酿　依然栩栩如生
还是当年疾驰的骏马

不用扬鞭　依然砥砺前行

但愿天空　响起悠扬的乐曲
像清晨的太阳　缓缓地上升
飘过千山万水
落在故乡的头顶

5

因为有你

因为有你
沿途的风光才变得旖旎
因为有你
有时连烦恼　也觉得有趣

然而有些语言
需要埋在心底
一旦说出去
会变得一片狼藉

如果有一天　你头上的乌云
变成了雨
你只需静静地站在那里
我会放下手中的一切
尽快与你相遇

6

羽毛球之歌

羽球总在前面飞
你我总在后面追
头顶的朵朵乌云

在你我的奔跑中后退

左手架起肩膀
右手向前发辉
出手的一刹那
多少疲惫瞬间被击碎

速度需要激情
坚持才不会劳累
用双手划出的彩虹
赛过西施浅扫的眉

友情不只是山珍海味
有时也是隔着网的面对
不在乎输赢如何
而在乎你我跑了多少轮回

7

永恒的记忆
曾经的青春年少
曾经的明窗净几
即使天各一方
总会时常忆起

曾经的林荫夹道
至今还回荡着我们的欢声笑语
以前的残垣断壁
至今还刻着我们曾经的秘密

如果你步履铿锵
我会为你高歌一曲
如果你头顶阴霾
我也不会独自在阳光下沐浴

经过多年的岁月沉淀
我的心才逐渐清晰
当年偶尔的相遇
竟成了永恒的记忆

8

踏雪寻梅

剪去头顶上的高贵
浅扫柳叶的眉
拍掉身上的尘土
开启半掩的扉

暖春为与你相约
已备好一池春水
寒冬为与你相约
已备好欲放的蓓蕾

时光荏苒　多少回忆
已变得支离破碎
只有与你共举的酒觞
未曾染到世俗的尘灰

当牡丹恋上富有
当爱情拥吻玫瑰

可否　还会有人　踏雪寻梅

9

蓝色的天空

透过一朵花的鲜艳
我看到你经历的严冬
透过一只鸟的翱翔
我看到你与暴雨的交锋

你用两袖的清风
谢绝灯红酒绿的邀请
你用轻盈的步履
走过荆棘丛生的泥泞

现代科技与中药
多年来很难相容
一部神奇的密码
竟连接地天衣无缝

只要在我们的心里
时刻燃烧着点起的火种
在远处的高山之巅
一定有片蓝色的天空

比翼齐飞

不想与玫瑰一样
宣扬爱情的珍贵
不想与丁香一样
总是撩人心扉

天生就爱在城市边缘
将阳光尽情地品味
远离人世的嘈杂喧嚣
享受被快乐紧紧包围

闲暇无事之余
可以数着流星下坠
狂风骤雨来临
可以枕着波涛安然入睡

世上无数美丽的花朵
结果都会枯萎
世上无数动人的故事
都很容易破碎

遇到过各具特色的风景
适合自己　才会觉得完美
不信你看
多少人都羡慕　你的比翼齐飞

11

柔情

不用睁开双眼
也能触摸风的流动
不用与你牵手
也能感受到似水的柔情

学问就像一只蜻蜓
自身就有飞翔的本能
从你身上得到了很好的验证

你脚步轻轻　款款而来
是否怕踩响了
岁月的铃声

12

行囊

在一个静谧的晚上
你拎着空空的行囊
把它放在离大海最近的地方
希望在一个特别的时刻
再拿出来偷偷端详

掬一把月光　送给未来
剪一缕思绪　送给梦想

行囊在慢慢膨胀
伸出去的双手
已无法将她丈量

突然间
行囊里跳出一个精灵
落在另外城市的上方

13

丢失的羽毛

我曾感到无比的骄傲
成为你故事里的主角
我也曾感到惴惴不安
对你生活造成的一些纷扰

将烦恼放到一边
可以让自由对着天空
大声地咆哮
即使没有依靠的肩膀
还可试着自己长高

其实我们都在寻找
多年前
丢失的羽毛

14

总穿裙子的姑娘

透过拥挤的人群
总希望看到那个
穿裙子的姑娘

寒冷季节悄悄撤退
只留下春天的脚步
在耳边回响

夜色有时会隐去星星
你偶尔的悲伤
只是未能再次去
曾住过的远方

一束玫瑰花
敲不开厚厚的围墙
一只千年的白狐
放在心里放养

如若有一天
与你再次相遇
我会收回我说过的话
并且低头说
请原谅

15

双眸

你离开后　很少回望
看着眼前的沙漏
你是否知道
我温就了一壶十年的酒

你是否知道
我一直攥紧的双手

如果你再次归来
我会等在我们熟悉的地方

看看你额前斜剪的刘海
是否还会遮住
你天真的双眸

16

瞩目

你用最佳的学习方法
读遍了所有的医书
你用最快的速度
让我们时时瞩目

你用尖锐的触角
剔去了我们头脑的迂腐
你用宽阔的胸怀
平息了惊涛骇浪无数

你铮铮的傲骨
架起一条通往彩虹的桥梁
你铿锵的步履
踩出一个生命的绿湖

你对医典的诠释
吹绿了我们心中的荒芜
你对未来的展望
拨开了我们眼前的迷雾

你平常的不苟言笑
是对方向时刻的关注
你温情脉脉的血脉
是与时空连接的强弩

希望你经常在雨中漫步
那是我们为你织就的祝福

温情的墙

有时　我沿着回忆的方向
重新翻阅　沉没海底的时光

17

你站在寒冷的风中
用你不够宽厚的臂膀
站成一面温情的墙
替我挡住异域的风霜

你转身带走的阳光
值得用一生珍藏

倾诉

你来自远方的泥土
依然保持着原有的朴素
经历过形形色色的诱惑
却未模糊本来的面目

你满腹的经纶
凸显了我们的局促
你用温暖的语言
驱赶了头顶的阴霾无数

无奈的酸楚
却被你淡看得云卷云舒
无边的排浪
却被你当成红妆木梳

你歌声里跳动着音符
是为谁飞溅的泪珠
你黑夜里仰望着明月
是对谁无言的倾诉

19

梦中

你默默地收集
四面八方的来风
任凭海水如何变幻
偌大的时空
依然会扑入你的怀中

你用冬天里的鸣啼
将春天唤醒
当窗帘收起夜色
你却消失得无影无踪

或许阳光也会有阴影
要不她怎么
时时黯淡你的笑容
或许星星也会走路
要不她怎么
时时隐藏在你的眼睛

20

你曾是

你曾是一片云
为了寻找儿时的梦想
走过千山万水
来到一个遥远的地方
你后来化作了雨
来滋润这片神奇的土壤

你曾是一团迷雾

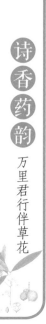

怎么也看不清前行的方向
只有微风吹来的时候
才隐约品尝到鸟语花香

你曾经是冰雹
只因为天气的原因
才变得如此冷酷
每当阳光出现
你却积极地滋润禾苗

你曾是飞舞的雪花
是那么洁白无瑕
你轻轻地洒在泥土里
使大地没有了肮脏
没有了喧哗

21

是谁

是谁触动了机关
使你诗若涌泉
是谁遮挡了你的视线
使风景那么遥远

22

我也曾

我也曾遥望天空
去寻找属于自己的星星
我也曾脚步匆匆
去寻找熟悉的身影

23
家乡的小河
你总是静静地
躲在偏远的村落
把夜晚弹奏成儿时的歌

不羡慕高楼的显赫
不羡慕空气中弥漫的
缠绵悱恻
只需要和大地拥抱的生活

有朋自远方来
你也会顺着城市的脉络
与他汇合
饮下几杯离别的情绪
共同回味岁月的蹉跎

24
房间的风景
一颗凝结的梧桐
度过多少春夏秋冬
阳光敲碎了严寒
才听到你悠扬的歌声

一个久未开启的心灵
总被岁月无情地尘封
我用一支梦幻的笔
绘出了满园春色
希望成为你房间的风景

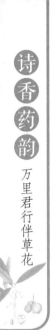

25

相逢

有人喜欢　雨后的彩虹
有人喜欢　太阳落山前
那瞬间的感动
我却喜欢　与你的相逢

虽然你的名字里　隐藏着冷静
你内心吐露的真意
已把田野的风霜染红

你出生就落在了山巅
抬首即可云淡风轻
你总爱款款而来
留恋山坡的风景

26

风的影踪

天边飞来
一只翱翔的大鹏
轻轻落在人们的头顶

未及舒展的嫩叶
迎来冬雪的消融
未及燃烧的花蕊
涌出被采摘的冲动

饮尽的是惊涛骇浪
吐出的是波澜不惊
从此　大千的沉默
化作了万树的摇红

说话间　你一跃而起
是否　你又要追逐风的影踪